大展好書　好書大展
品嘗好書　冠群可期

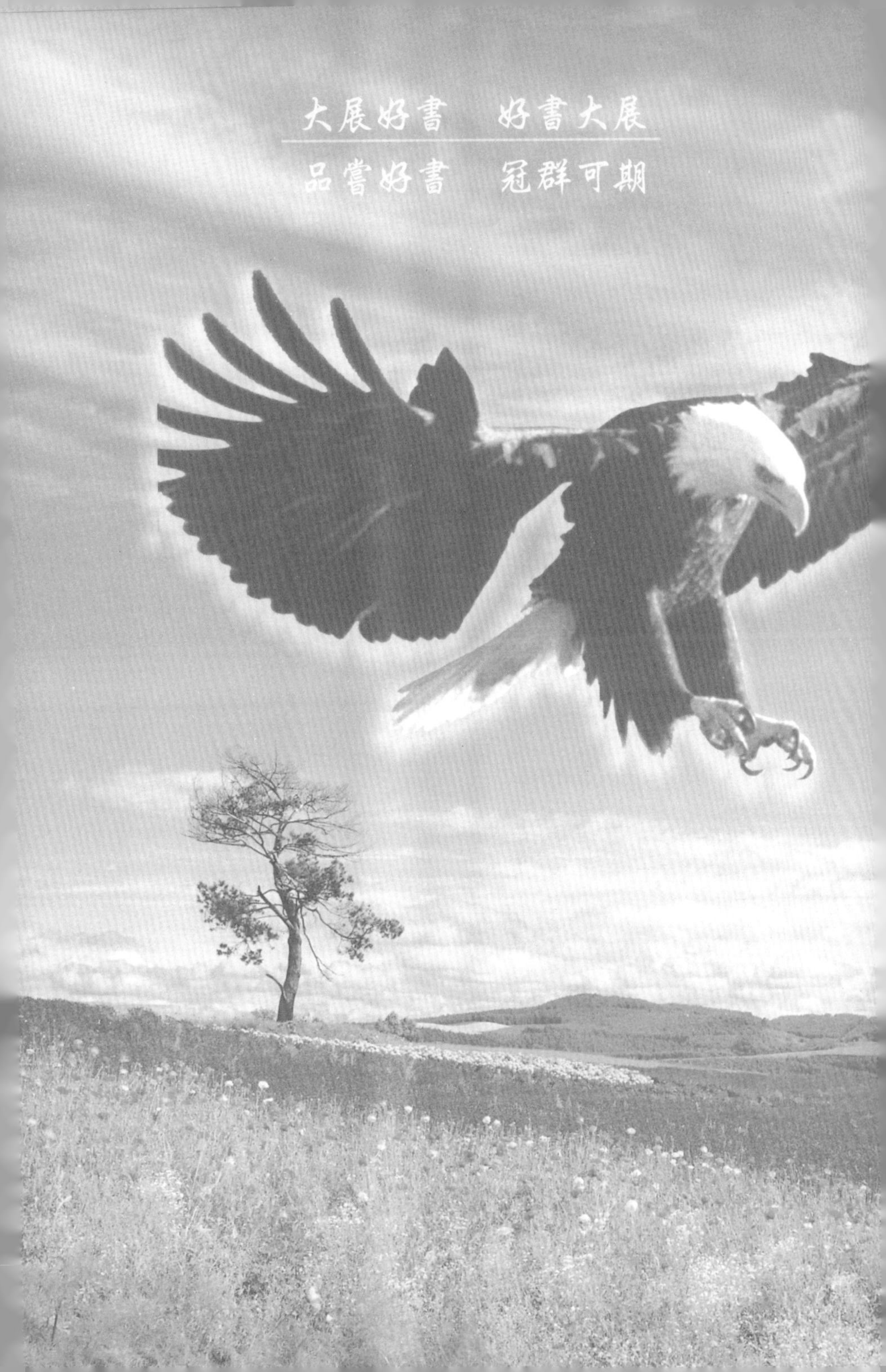
大展好書　好書大展
品嘗好書　冠群可期

傷科真傳秘抄

陳鳳山　金倜生　著

大展出版社有限公司

陽少陽會於大杼第一椎下兩旁去脊中一寸五分臨中內抵腰中入循膂絡腎○難經曰督脈任脈四尺五寸共合九王後重曰齡戶乃督脈足太陽之會故也脈督脈也名曰氣衝北者中一寸五分隱膂內挾相連任太陽之會故也二脈一濕古曰督肖都也為陽脈之都剛任猶天地海藏曰陰蹻陽蹻同起眼中見渾淪之下乃水溝而相接身之前一行於身之後人身之有任陽之不離合曰任督火交媾之機居此二而一者也井降之道坎水離火交媾之機故開則梅無無者以奉上上有神

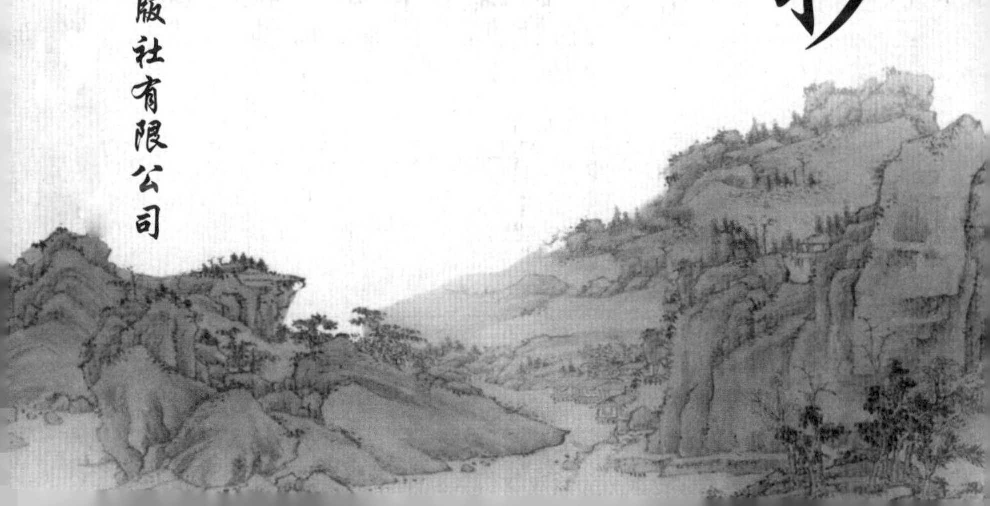

國家圖書館出版品預行編目資料

傷科真傳秘抄 ／ 陳鳳山　金倜生　著
——初版，——臺北市，大展，2013〔民102.04〕
面；21公分 ——（老拳譜新編；15）
ISBN　978－957－468－940－8（平裝）
1.骨傷科
413.42　　102002391

傷科眞傳秘抄

著　　者／陳 鳳 山　金 倜 生
校 點 者／常 學 剛
責任編輯／王 躍 平
發 行 人／蔡 森 明
出 版 者／大展出版社有限公司
社　　址／台北市北投區（石牌）致遠一路2段12巷1號
電　　話／（02）28236031・28236033・28233123
傳　　眞／（02）28272069
郵政劃撥／01669551
網　　址／www.dah-jaan.com.tw
E－mail／service@dah-jaan.com.tw
登 記 證／局版臺業字第2171號
承 印 者／傳興印刷有限公司
裝　　訂／建鑫裝訂有限公司
排 版 者／弘益電腦排版有限公司
授 權 者／山西科學技術出版社
初版1刷／2013年（民102年）4月

定 價／200元

策劃人語

本叢書重新編排的目的，旨在供各界武術愛好者鑑賞、研習和參考，以達弘揚國術，保存國粹，俾後學者不失眞傳而已。

原書大多為中華民國時期的刊本，作者皆為各武術學派的嫡系傳人。他們遵從前人苦心孤詣遺留之術，恐久而湮沒，故集數十年習武之心得，公之於世。叢書內容豐富，樹義精當，文字淺顯，解釋詳明，並且附有動作圖片，實乃學習者空前之佳本。

原書有一些塗抹之處，並不完全正確，恐為收藏者之筆墨。因為著墨甚深，不易恢復原狀，並且尚有部分參考價值，故暫存其舊。另有個別字，疑為錯誤，因存其眞，未敢遽改。我們只對有些顯著的錯誤之處，做

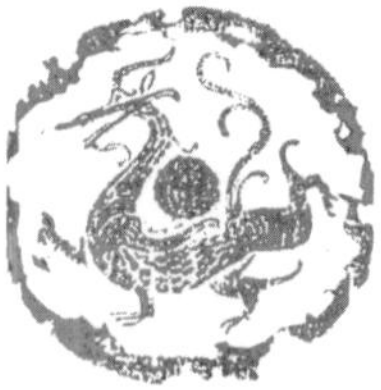

了一些修改的工作；對缺少目錄和編排不當的部分原版本，我們根據內容進行了加工、調整，使其更具合理性和可讀性。有個別原始版本，由於出版時間較早，保存時間長，存在殘頁和短頁的現象，雖經多方努力，仍沒有辦法補全，所幸者，就全書的整體而言，其收藏、參考、學習價值並沒有受到太大的影響。希望有收藏完整者鼎力補全，以裨益當世和後學，使我中華優秀傳統文化承傳不息。

為了更加方便廣大武術愛好者對古拳譜叢書的研究和閱讀，我們對叢書作了一些改進，並根據現代人的閱讀習慣，嘗試著做了斷句，以便於閱讀。

由於我們水平有限，失誤和疏漏之處在所難免，敬請讀者予以諒解。

武俠社藏版

傷科眞傳秘抄

上海中西書局印行

傷科真傳秘抄　目次

手太陰圖

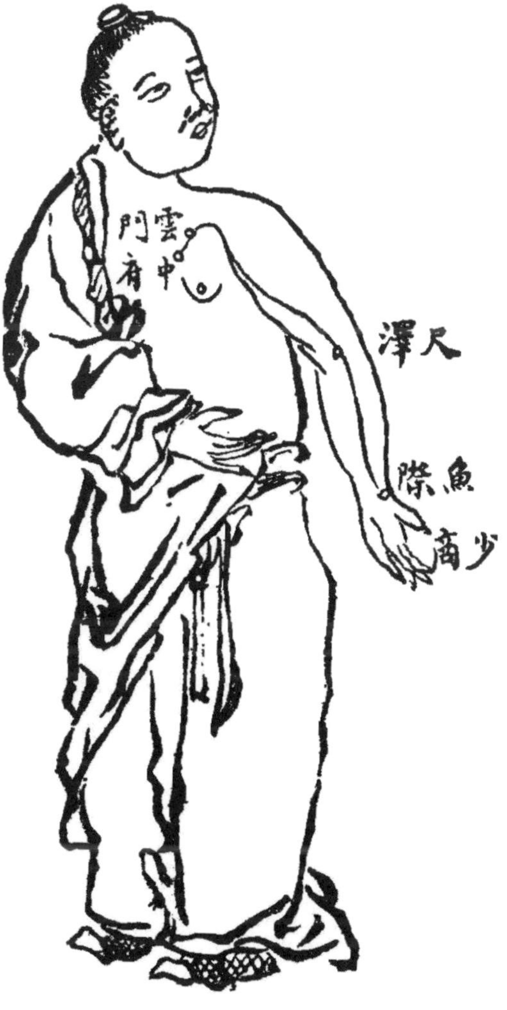

手陽明圖

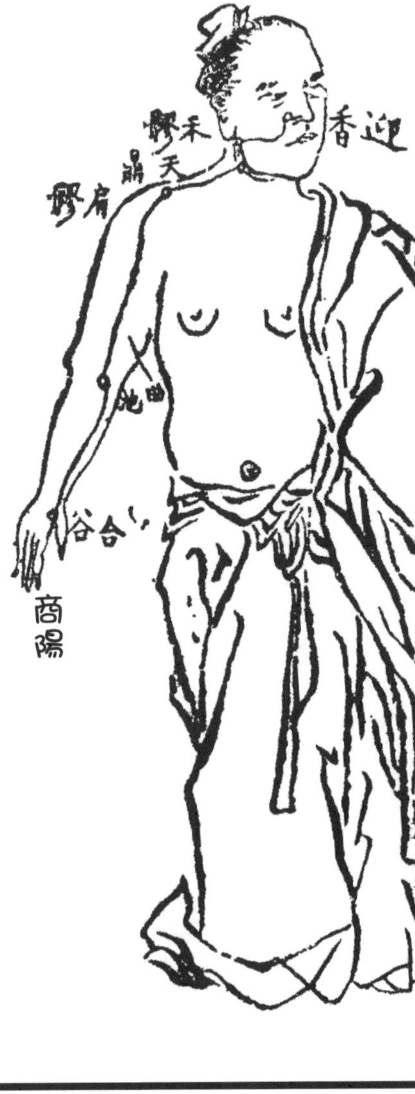

足太陰圖

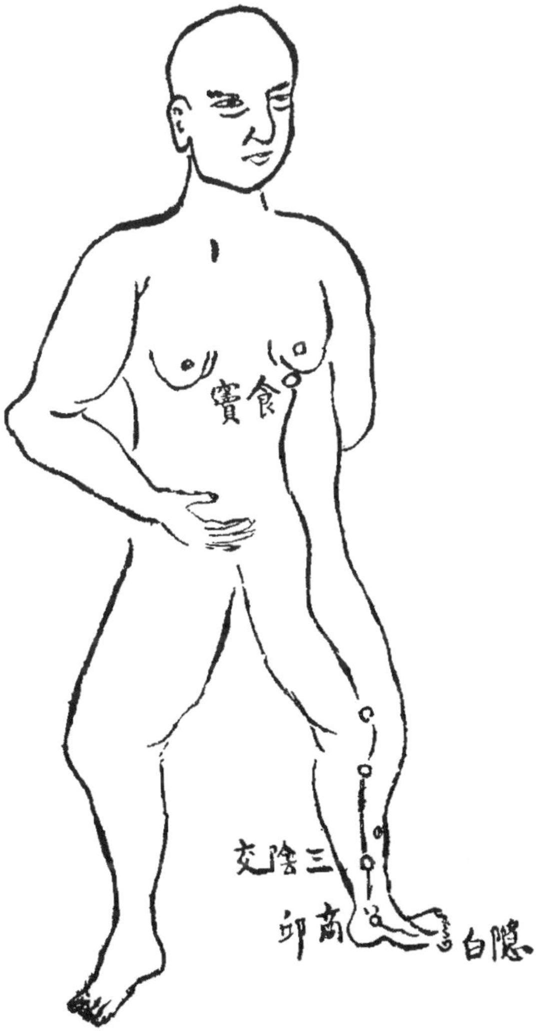

足陽明圖

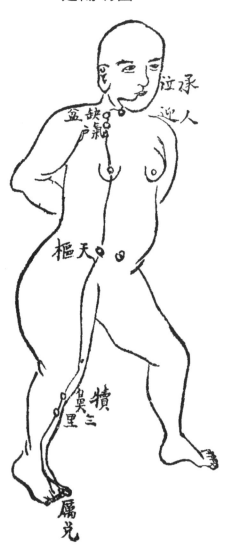

手少陰圖

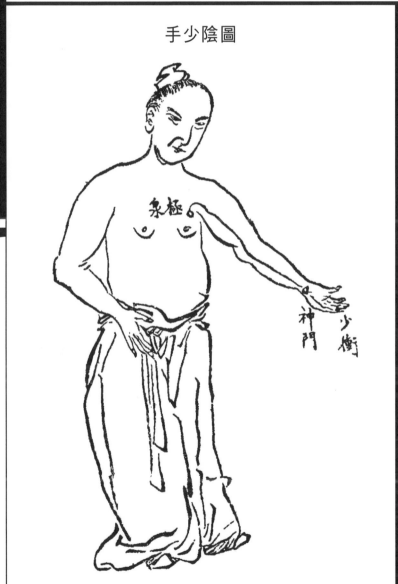

手太陽圖

聽�天
宮容
顴
俞臑

少海

陽谷

少澤

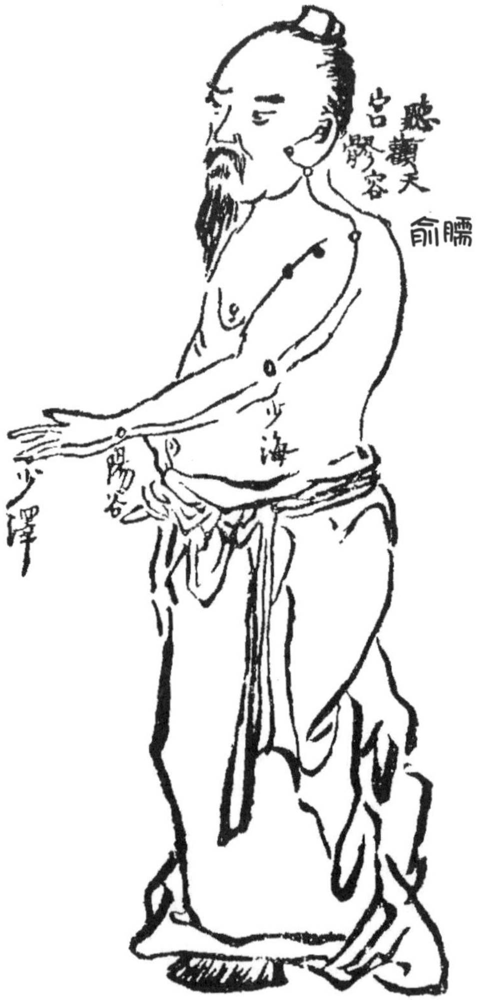

足少陰圖

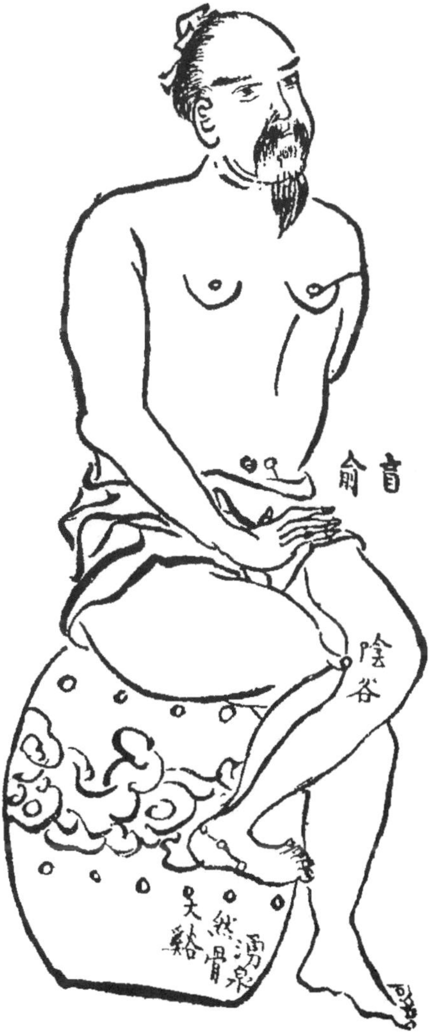

足太陽圖

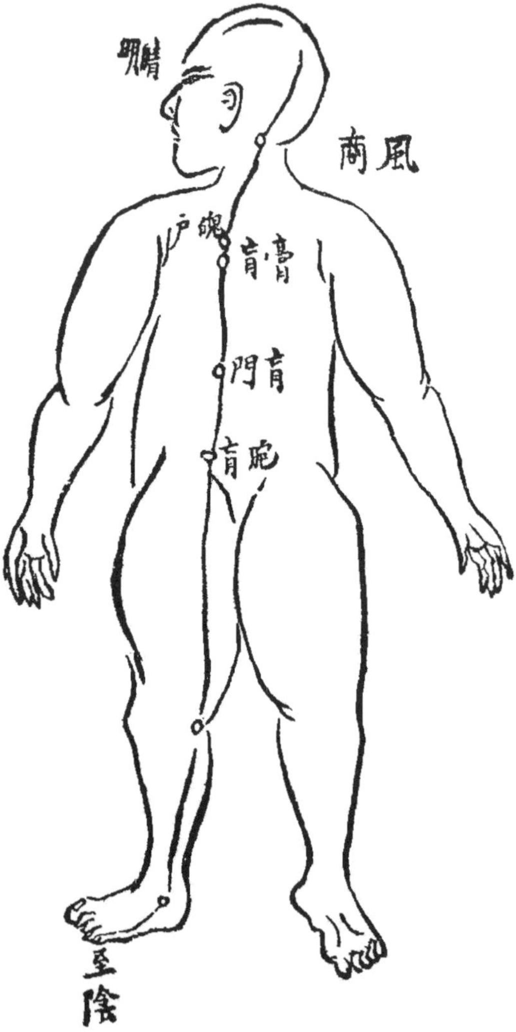

手厥陰圖

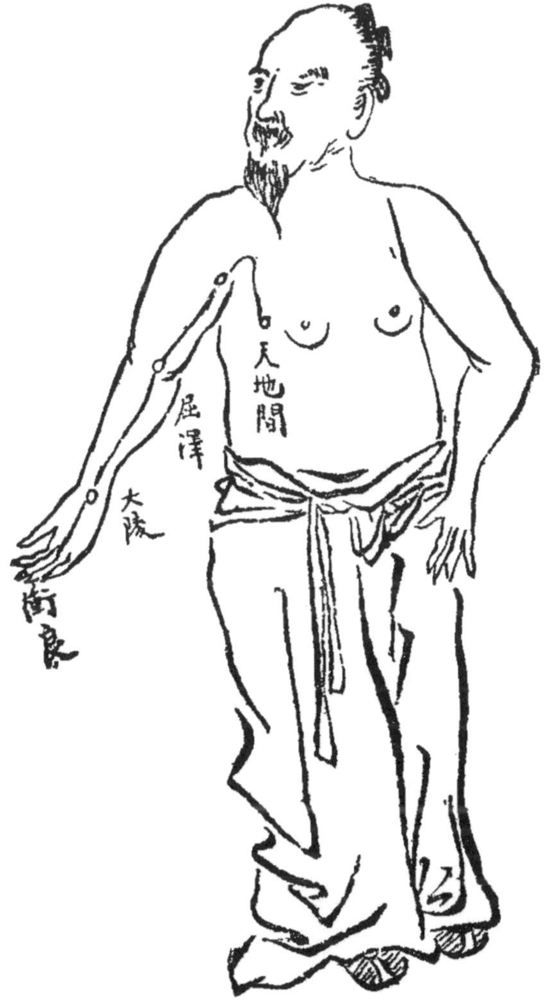

手少陽圖

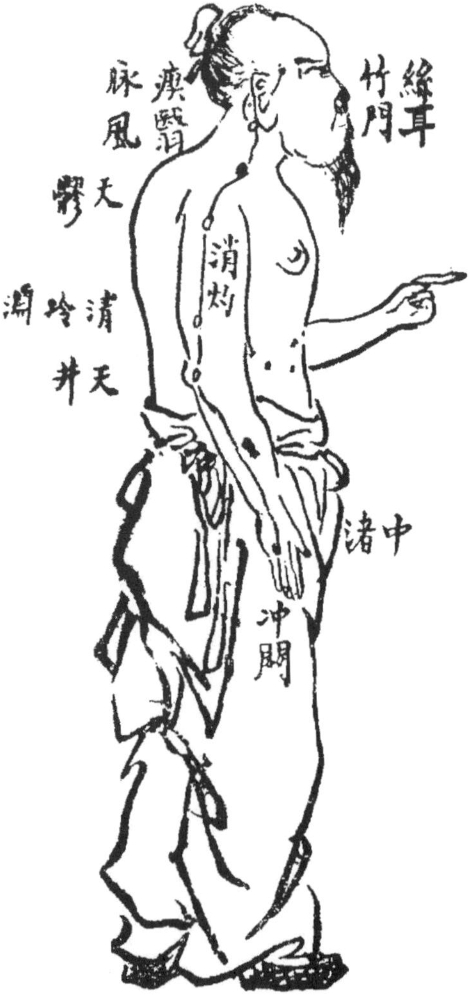

足厥陰圖

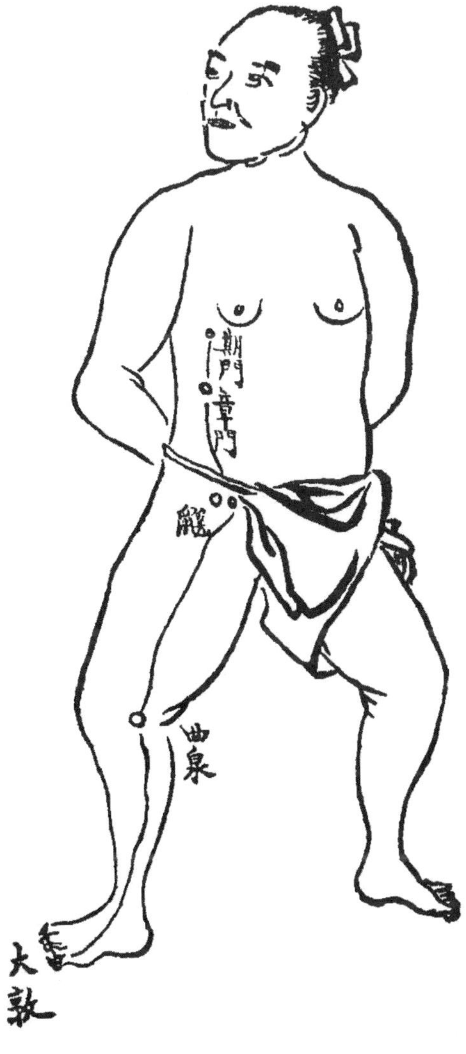

足少陽圖

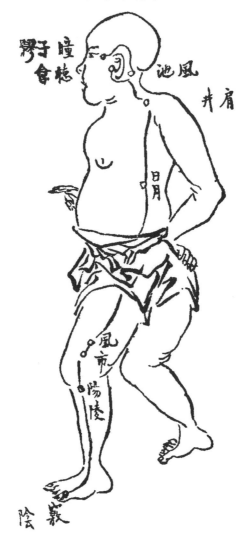

督脈圖

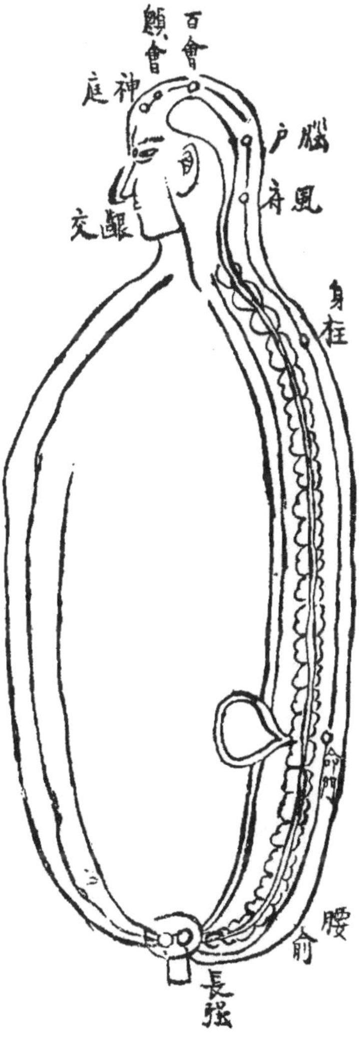

任脈圖

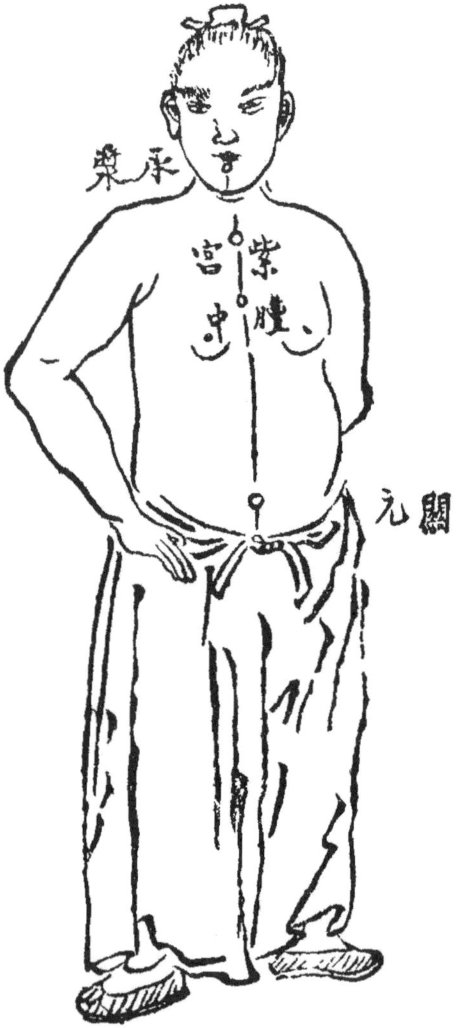

衝 脈 圖

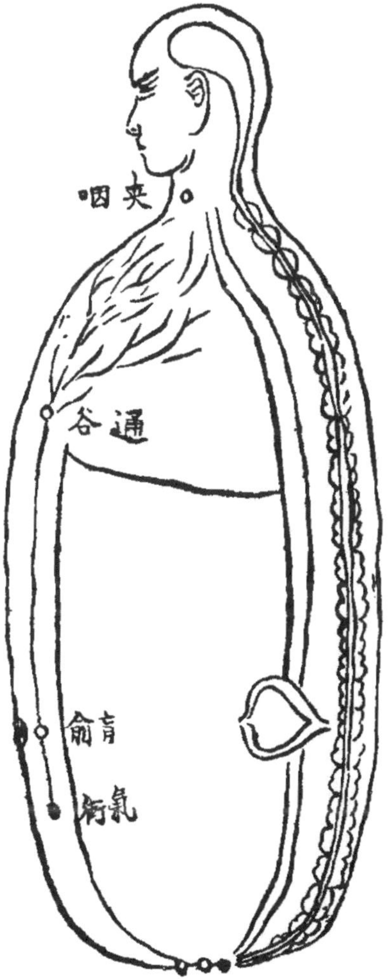

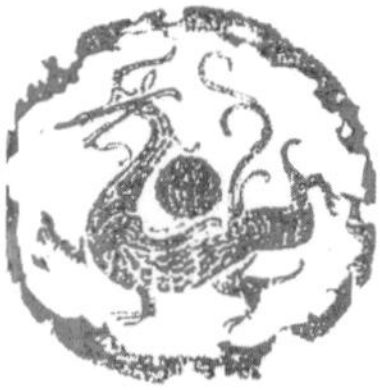

帶脈圖

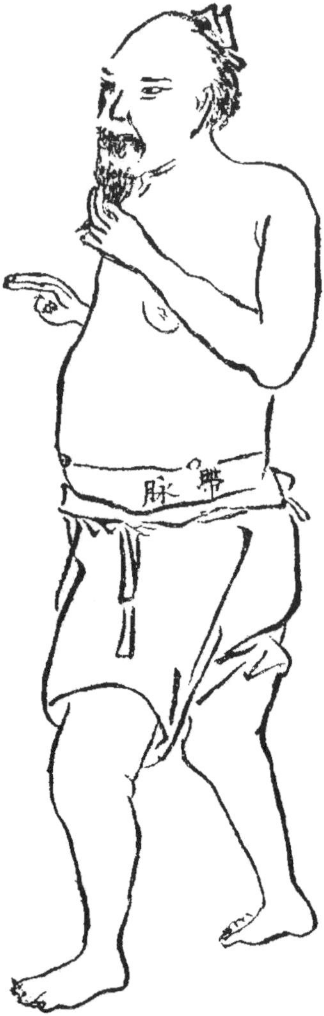

一、傷科總論

中國醫學，本極神妙，唯以深奧之故，不易窺其堂奧，而業醫者又視為糊口之術，而不肯加以研究，以至醫學秘旨所在未由闡發；即有得窺其秘旨者，又限於自私之心，秘而不宣，子孫亦視為家傳秘術，不肯授予外人，甚且以某氏秘傳為號召。執是之故，中國醫學，遂致一蹶不振。

為醫生者，但能用古法，而不能將古法之奧旨加以闡發，而使醫學逐日進步。且今之醫生，往往但知某病用某藥，而於某病因何必須用某藥，而不能用他藥之故，或竟茫然不知，但知其然，不知其所以然之大病，是可歎也！如此而欲中醫之不受人鄙視者，其可得乎？

中國醫學，偏重於內科，外科似略遜色，而傷科更為醫界所漠視，此非予好作讕言也。吾人試將醫書翻檢之，內外各症，類皆有專書行世，唯傷科則僅散見於外科各書中，且或僅列若干醫方，或略贅幾句歌訣，要皆略而不詳，東鱗西爪，蒐輯無從，實中國醫書中之一大缺點。至於尋常內科醫生，對於此道，固然絕不聞問，即以外科見長者，對於傷科，亦未必盡能涉獵。

唯武術界中人，以技擊糊口四方，不免有爭鬥受傷之事，故非有救治之道不可。故今之傷科醫生，泰半出於武人。而此輩對於傷科一事，又類皆得於師父之口授，以及平素耳聞目睹之事而成其技術，純為經驗所造成，無所謂學識。若叩以何種傷應如何治法，服何種藥品，彼固無有不知，若更叩以此種傷因何必須如此治療，因何必服此類藥品，則恐能答此問者，絕無僅有也。

在各書中所載關於傷科之醫學，已如鳳毛麟角。未由探討，而能為人治傷者，又犯但知其然，不知其所以然之病。如此而欲求傷科之普遍，其可得乎？

愚不敏，對於傷科雖不敢云有相當之研究，但少時曾居北地，從師學藝，故猶得窺其門徑，就我所知者，錄而出之，刊以行世，亦欲使國醫界對此，稍加注意，互相闡發，而使此術得以普遍耳。

且中國傷科一術，本有特長，而具有神妙迅疾之功。骨碎可接，筋斷可續，而一切皮破肉綻、血流腸出等等重傷，莫不可治。或用靈敏之手法，或用靈驗之藥品，在頃刻間奏起死回生之效，遠非西醫之專以休養割鋸為能者可比，且收效亦極迅速。無論傷重至若何程度，但經傷科醫生診斷，認為可治者，最多在百日期內，必能完全復原。若輕微之傷，則數日之間，即可治癒。

唯傷科一術，除用藥外，尤重於手法。用藥則有古方可循，但診察其傷之所在，斷定其輕重後，即可按症投藥。至若手法，則非有深切之研究，與夫臨診之經驗不可。故傷科中手法重於用藥也。

且跌打損傷，其種類極多，有內傷，有外傷，有骨折、骨碎，有脫臼、挫傷，有傷筋動脈，有青腫不仁，有槍彈箭鏃等傷，固非可以一概而論。其治法之用藥與手法，須視所傷之情形而定，亦不可以泥於陳法也。

故治傷者必須先將受傷者之傷處詳加辨別，以斷定是否可救。如傷要害而發現死徵者，自難救治；若可治之症，又須視其所傷之部位與輕重，然後斷定其應用何藥或應用何種手法加以救治，始克奏效。若未曾察得實情，妄施藥石，妄用手術，則非但無功，且適足以貽害無窮。

為傷科者，第一要務即在辨傷之生死。既定生死之後，更進而辨所傷之部位與輕重，認清之後，始依相當之法治之，庶不至貽害於人也。

凡跌打損傷之症，有所謂五癆七傷者。心肝脾肺腎，是為五臟，在人身之內部。五臟受傷，即為五癆，屬於內傷，傷輕者猶可設法，重則不救。且此項內傷，亦不必完全因跌而感受，即苦力之人操勞過甚，日久而傷及內部；或在無意之間受到驚恐與重力之迫壓，震傷其內部；或為人不知自愛，酒色過度，嬉遊無節，久而傷其內部，皆足以成為五癆之症。其受病之原因雖異，而所受之傷則同。唯此等傷症，反較因跌打而致損傷者難治。

蓋跌打損傷，雖損及內部臟腑，但所傷也驟，只須無死徵之發現，用靈效之藥救治，不難剋期奏效；若其餘種種，除閃腰挫氣，亦屬驟受者外，如操勞太甚，酒色過度等，類皆日積月累，經過極久之時期漸成癆傷，由漸而積，入人已深，若不經多日之調養，實不易收藥到病除之效，受之過深者亦無法救治。故此等損傷，實較因跌打而驟時受傷為尤甚也。

然唯以同屬內部受傷，治法用藥，亦並無甚巨大之區別，唯視其人之強弱而定藥量之輕重耳。但跌打損傷中亦有些少之分當，如為尋常拳腳器械所傷者，依法治之，固無不效；若被人用點穴之法所傷而傷五臟者，則非用法將點穴解過之後，不能救治，否則即用神妙之藥投之，亦如傾於石上，毫無應驗。

蓋點穴法依時而行，將血頭點住，氣血即不能通行，因此非藥物之力所能解；即偶爾僥倖，仗藥力將其人救活，亦必終身殘疾，不能有為。唯為傷科者，對於點穴之法，亦不能不知，若能點即能解矣。

至若七傷，則指耳目口鼻七竅而言，實為外傷之一部分。而四肢及全身部之外表，受到損傷時，亦統稱之為外傷。凡為刀砍槍刺、棍點石擊，皆足以使人受此外傷，須察看傷痕之深淺，而定救治之法。

輕傷皮肉破損，血流不止；重傷筋斷血飛，大脈受損。然無論其傷之輕重，宜以止血為第一要務。先止其血，然後更與以內服之藥，培其元氣。創口之大者，宜用手法縫合之，使表接合，肌肉不至泛出。若瓷鋒箭鏃等物斷於肉內，又務須先將其斷頭碎片設法取出，然後視其創口大小是否須用縫合之手法，再用好藥止其血。

此症雖係好肉暴傷而僅及於外部，然受傷之重者，亦足以致死。若腹破而腸竟流出，或腸亦連帶受傷，此雖亦屬於外傷之部，然其危險，固不亞於內傷也。若非用敏捷之手法，將腸於瞬息之間，納入腹中，而將創口縫合，即不易救治矣。

若受拳打腳踢或棍棒所傷，但現青腫，並未破裂流血者，則僅用敷藥或藥水洗滌，即可見效，不必施用手法也。

然無論內傷外傷，其傷重不救，除立時氣絕者外，必皆有特異之徵象現於外，或在脈，或在眼珠，或在指掌之處，但能仔細體察，必能尋得此項徵象，而斷其人之生死。

若骨骼受傷，可分為骨碎與脫臼二種。如為各部關節處脫臼，則須熟習上骱之手法，依其部位，提而湊合之。輕傷或小骱，且可以不必用藥物敷治，但用手法接上之後，即可回復原狀，屈伸自如。若傷重或脫去者為大骱，則手法較難，或猶須繩絡夾板等器具以輔之。是則將骱上好之後，必須用藥物調敷，或用布包紮，而內服活絡之藥以固其本原。

此脫臼者如無別種傷創，萬不至於喪命，唯年老之人精力已衰，及向來本原虧損者，較為難治。宜先用獨參湯以補其本原，方可施用手法。或受不起較劇之痛楚者，則先飲以麻藥，使受傷者失去其知覺，然後施用手法，則非但受傷者不覺痛楚，即醫治之人，亦易於著手也。

至於骨碎，則有數種，有皮肉裂開而骨碎者；有皮肉未破而骨碎於中者；有一骨折數段者；有碎骨刺出肉外，而內部仍相連接者，種種不一，治法亦因之而異。

大概骨碎皮破者，宜將碎骨取出，然後用藥治之。若骨碎而皮未破者，則須視其輕重而定。輕者可完全用藥物之力在外敷治，而使內部之碎骨，自行接合。此種藥物，極為奇妙。若所傷過重，雖皮肉未破，亦宜割開取出碎骨。否則碎骨在內，既非藥力能使接合，日後醞釀於內，必至灌膿。若一灌膿，醫治即多周折，甚或內陷而致死。

至若骨折斷者，宜用手法先使斷折處接合，然後更用藥敷治，設法紮縛，毋使移動。若碎骨刺出肉外者，亦可用接骨藥外敷，使其回復原狀。

受傷之人，如果皮肉破損者，最忌受風，在傷科中稱為破傷風。此症極為危險，由破傷皮肉，風邪侵入筋絡，以致初起時先發寒熱，牙關緊閉，甚且角弓反張，口吐白沫，四肢抽搐無寧，不省人事，傷口鏽澀。如現此等徵象，若非治之得法，必致死亡。然傷風之受也，其因有四，曰動受，曰靜受，曰驚受，曰瘡潰後受。

若其人正在暴怒之際或動作之時，皮肉觸破，雖風傷，其症屬輕，是為動受。蓋動受者，其人正在暴怒動作，血氣鼓旺，風襲在表，不致深入，故為輕症。

至於靜受則不然。起居和平之時，氣不充鼓，偶受破傷，風邪易於入裏，故為重症。

因驚而受者，亦不易治。以驚則氣陷，偶被破傷，風邪隨氣直陷入陰，多致不救，屬逆。若風邪轉入陰經者，則身涼自汗，傷處反覺平復，或反陷縮，甚則神昏不語，口嘬舌短，其症貴乎早治。治法當先察風邪之侵入，或在表或在裏，或半表半裏，施以汗、下、和三法。如風邪在表者，必現寒熱拘急、口噤咬牙等狀，是宜用汗字法以追其汗。如風邪在裏者，必現驚悸抽搐、臟腑秘澀等狀，是宜用下字法以通其滯。如邪在半表半裏而無汗者，宜發汗。如頭汗多出而身上無汗者，不可發汗，宜用和字法以調和之。

至於瘡潰後受之症，因生瘡潰而未合，失於調護，風邪乘虛侵入瘡口，先從瘡圍起粟作癢，重則牙關緊咬，頸軟下視。見此徵象，不能發汗，防其成痙，當先固其根本，使風邪自定，然後更設法以清其邪。若一二日間，尚可灸法令汗出，而風邪自解，若日久則不宜更用此法矣。

無論其破傷之屬於何種，如刀槍傷、箭鏃傷、瓷鋒傷、槍彈傷，以及腹破腸出、瘍瘡潰口等等，要宜避風。

若不自慎，而致風邪內襲，則輕症變為重症，重症變為死症，即遇名手而為之盡心救治，達起死回生之地步，然其間已多費周章，而自身之痛苦，亦必因之而增加無數也。

然對於破傷風之治法，完全利用藥物之力，並不借手法，又與接骨等不同矣。

總之，傷科之治病，無論其用手法、用藥物，皆具有極靈驗之效力。一蟲一石之微，可以補碎骨；一俛一仰之間，可以愈挫氣。是皆神妙莫測，足以令人驚異者；以視西醫之輕傷專恃休養，一遇內部灌膿，即須將患處截去者，孰精孰拙，固不待辯而自明矣。

二、十二經四脈之循行

十二經者，手太陰、手陽明、足陽明、足太陰、手少陰、手太陽、足太陽、足少陰、手厥陰、手少陽、足少陽、足厥陰是也。

四脈者，衝脈、任脈、督脈、帶脈是也。

手太陰為肺之脈，起於中焦，還循胃口，上膈屬肺系，出腋下，至肘臂，入寸口，出大指之端。

手陽明為大腸之脈，起於大指、次指之端，出合谷，行曲池，上肩貫頰，夾鼻孔，下齒入絡肺，下膈屬於大腸。

足陽明為胃經之脈，起眼下，入齒，環唇，循咽喉，下膈屬胃，絡脾，下挾臍，至膝下，入足中趾。

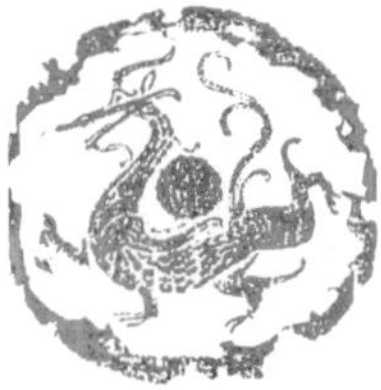

足太陰為脾之脈，起大指之端，上膝股，入腹，屬脾，絡胃，上挾咽，連舌本，散舌下。

手少陰為心之脈，起於心中，出心系，下膈絡小腸，腹上肺出腋下，至肘抵掌中，入小指之內。其支者上挾咽。

手太陽為小腸之脈，起小指之端，循手外，上肘繞肩入絡心，下膈抵胃，入小腸。

足太陽為膀胱之脈，起目內眥，上額交巔，下腦後，挾脊，抵腰入絡腎，下屬膀胱，循髀外，下至踝，終小足趾。

足少陰為腎之脈，起小趾之下，趨足心，循內踝，上股貫脊，屬腎，絡膀胱，循咽喉，挾舌本。其支者出絡心。

手厥陰為包絡之脈，起於胸中，屬心包絡下膈，曆三焦，出腋下，入肘，抵掌中，出中指之端。

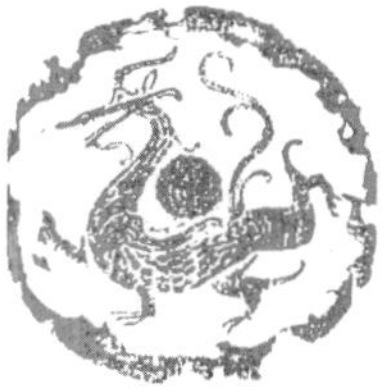

手少陽為三焦之脈，起小指次指之端，循手錶，上貫肘，入缺盆，布膻中，絡心包絡，下膈屬三焦。支者出耳上角。

足少陽為膽之脈，起於目銳，繞耳前後，至肩下，循脇裏，絡肝，屬膽，下至於足，入小趾之間。

足厥陰為肝之脈，起大趾叢毛之際，上足跗，循股內，過陰器，抵小腹，屬肝，絡膽，挾胃，貫膈，循喉嚨，上過目系與督脈會於巔頂。

衝脈起於少腹之內，胞中，挾臍左右上行，並足陽明之脈至胸口而散，上挾咽。

任脈起於少腹之內，胞室之下，出會陰之分，上毛際，循臍中央，至膻中，上喉嚨，繞唇，終於唇下之承漿穴，與督脈相交。

督脈起於腎中，下至胞室，乃下行，絡陰器，循二陰之間至尻，貫脊，歷腰俞後，交顛至顖會，入鼻柱，終於人中，與任脈相交。

帶脈，當腎十四椎，出屬帶脈，圍身一周，前垂至胞中。圖中所示，可以參證。以此十二經與四脈之經行，與主要穴道互相對照，則可以參透一切。

凡何穴屬於何經，當於何脈，皆可瞭若指掌。而其經脈之屬於內臟何部，亦可了然於胸。諳此法道而為人治傷，決不至有所錯誤。若為傷科而不知此十二經四脈之統系者，則雖有良藥，安能見效？而用藥用手法，亦非遵循於此不可也。

三、人身各穴之部位

人身各穴，皆有一定部位。穴道共三百六十有五，除小穴無關生命出入外，若主要穴道，輕傷猶可救治，重傷則致死，或遲或速，時間稍有不同耳。

頭額屬心經，心為血所匯，不可損傷，傷後怕風，重傷出血不止，血出見風者不治。兩眉中間為眉心穴，居鼻梁之上。頭額之兩邊，為左右太陽穴。頭腦後面枕骨，總管十二經，又名督脈，為一身之主。腦後兩邊，屬於太陽經者，有藏血穴。近耳後屬於肝膽經者，有厥陰穴。

心口上為華蓋穴，屬於心經。若被傷，必傷胃氣而致心胃氣血不交，而現昏迷不醒之狀。

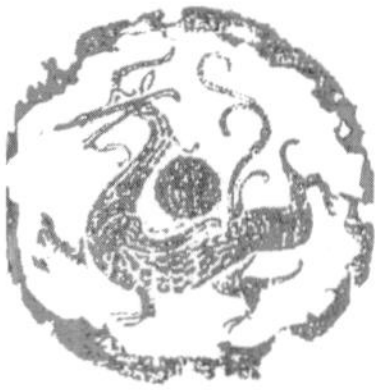

心口中名黑虎偷心穴，亦屬心經。心口下一寸五分處為巨闕穴，為心之幕。臍上為水分穴，屬胃及小腸二經。臍下一寸五分處為氣海穴。臍下三寸為元關穴。臍下四寸名中極穴。

左乳上一寸六分為膺窗穴，屬於肝經。右乳上一寸六分為膺窗穴，屬於肺經。左乳下一寸六分為乳根穴，屬於肝經。右乳下一寸六分為乳根穴，屬於肺經。左乳下一寸六分旁開一寸處為期門穴，屬於肝經。右乳下一寸六分旁開一寸為期門穴，屬於肺經。

心下巨闕穴兩旁各開五分名幽門穴，左面屬肝，右面屬肺。左肋近臍處為血門，右肋近臍處為氣門，皆為商曲穴。左肋梢骨盡處軟肉邊為血囊，右肋梢骨盡處軟肉邊為氣囊，皆為章門穴。左右肋梢骨下一分處各為腹結穴，左屬血，右屬氣。

凡人背上各穴，為生死所繫，背後從上數下，第十四節骨下面之夾縫中為命門穴；命門穴兩旁各開一寸五分軟肉處為腎俞穴；腎俞穴之兩旁，各開一寸五分處為志堂穴，皆屬腎經。

腎俞穴下一寸五分處，為左右氣海俞穴。尾閭骨盡處與兩大腿骨之中間為鸛口穴。肛門前陰囊後，兩界之間為海底穴。兩腳心為左右湧泉穴。

此外，在百會前一寸五分處者為天關穴，督脈，屬脾肺二經。在天關穴後一寸五分處為百會穴。百會穴後一寸五分處為後項穴，督脈，屬心脾二經。

在後面髮際一寸五分處者為風府穴，督脈。在耳後青脈中者為耳根穴，手少陽屬三焦經。在梭子骨尖上，橫左一寸，更直下一寸處者為轉喉穴，足陽明屬心肺二經。

在右面與轉喉穴之部位相同者，為閉氣穴，足陽明屬心經。轉梭子骨四寸六分處為泰山穴，屬心肝二經。

在心窩內軟骨上者為心井穴，任脈屬五臟。在巨闕穴旁各開二寸處者為對門穴、扇門穴，男子左對門、右扇門，女子左扇門、右對門，足陽明屬心肺二經。在期門穴下二寸處者，為七勞穴，足太陰屬肝經。在期門穴下三寸二分處者為京門穴，足少陽屬心肝二經。在期門穴下四寸八分處者為五定穴，足少陽屬脾肝二經。在大椎下二椎上節縫中者，為伯勞穴，督脈屬五臟。

在第三椎兩旁各開一寸五分為肺使穴，足太陽屬膀胱經。在第四、第五兩椎之間各開三寸處者，為膏肓穴，足太陽屬膀胱經。在第七椎下節間者為對心穴，督脈屬心經。在髀樞中大腿上骱處者為環跳穴，足少陽屬肝脾二經。膝蓋骨之前面為膝蓋穴，後面陷中為膝底穴，屬足太陰經。在內踝上二寸處者，為竹柳穴，足少陰屬五臟。

在腳上有骨高起處者，為腳住穴。鼻梁之上為山根穴。腦後陷中為對口穴。心窩穴下為中脘穴。丹田之右為命宮穴。肋部中間為鳳頭穴。腎俞穴上為鳳尾穴。心窩穴上為天平穴。下竅為封門穴。

以上所舉各穴，皆為人身最重要者，為傷科所必知。見其外面何處受打擊，即知其內部何處受傷，更依法投以適當之藥品，必能治癒。唯此等穴道，若受打擊過劇，內部傷勢過重，即不易救治。

且人身之氣血流行亦有一頭與一定之時間，循環往復，決不錯誤，亦如潮汐之有信，按十二時而循行，有一定之程式。子時血頭在心窩穴，丑時則在湧泉穴，寅時在對口穴，卯時在山根穴，辰時在天平穴，巳時在鳳頭穴，午時在中脘穴，未時在命宮穴，申時在鳳尾穴，酉時在封門穴，戌時在丹田穴，亥時在六宮穴（即肚臍）

此十二主穴，若受傷已足影響內部，若更適當其血頭所經處而擊之，如子時擊心窩穴，午時擊中脘穴，則血頭受震，周身之氣血，立時停止其流行，甚者致死，即輕者亦必因氣閉而暈倒。須按時點其活穴，使其氣血漸復原狀，然後更用藥物治之，非徒恃藥物所能奏效也。

如在血所經之處而受破傷者，則其血如渭堤決口，直沖而出，不可遏止。若不急用神效止血之藥，以止其血，勢必血盡而死。此等傷勢，極為危險，亦極不易治，是在治者經驗與手法，而定傷者之生死，決非尋常庸庸碌碌者所能奏功也。

而十二時氣血流注合於內臟者，有一歌為證，歌云：寅時氣血注於肺，卯時大腸辰時胃，巳脾午心未小腸，膀胱申注腎酉注，戌時包絡亥三焦，子膽丑肝各定位。觀此歌訣，又可知氣血在內部之流行矣。故凡學習傷科者，認穴之法，實為第一要義，若不熟諳，臨症必多謬誤。醫能生人，亦能殺人，學者於此，可不慎哉？

四、治療總說

夫跌打損傷之症，其治法固不易言也。症有不同，傷有輕重，若非詳察明辨之，然後依其傷勢而對症發藥，固不易見其功效。

而跌打損傷之達於內部者，其第一大關鍵，即氣血阻滯，不能流行；或神志昏迷，不省人事；或寒熱交加，囈語頻作；或時清而時昏；或日輕而夜重，變象多端，捉摸不定。於此若不知其原因之所在，妄加猜測，狂投藥劑，而欲求其病之速癒，其可得乎？恐非但不能為功，且徒以人命為兒戲耳。

故治傷者，必須高深之學說及相當之經驗；臨診之時，又須有果斷之精神，一經診察，即知其病之所在，然後對症發藥，始可奏效。凡受傷者治宜及早，最好隨傷隨治，則瘀血未凝，著手較易。若過半月，則內部瘀血已凝結成塊，水道不通，勢難救治。

治傷之道，不外乎汗、下、和三種法則，在著手之時，即宜看清楚，究應用何法為妥。既表之後，切不可再表，蓋傷為驟受之病，與平常內症不同，雖有風邪，一表而汗，必能盡出，若再與表劑，反足損其本原矣。

凡受重傷者，宜解衣以視其周身之血道，看形色之究竟如何，更診其脈，看其是否調和。若六脈無甚異徵，其傷必不甚重；若脈絕者，必死無疑；脈沉細者，卻有生望。若皮肉外受撲擊，青腫不消，內中血液停滯作痛，此係皮肉內之血已出絡，凝成瘀塊，若不從速設法化去，日久必醞釀成膿，而致潰爛。此雖係輕傷，亦不容忽視。

凡內傷者，又須辨其傷之在左在右，蓋左右之部位不同，治法亦因

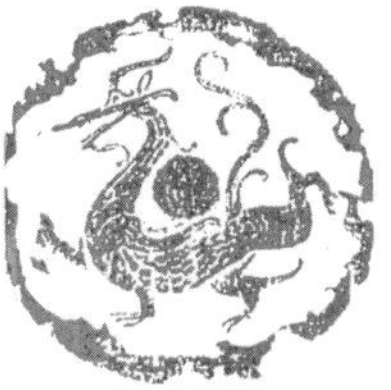

之而異也。辨此等傷，除已有症象外示者外，亦有不易斷定者，是則宜從別處體察矣。如受傷而不知其傷之在左或在右，如其人吐血者，見血自明。血色發暗，可斷其傷在左；血色鮮明，可斷其傷在右。

若並不吐血者，看眼珠亦可辨出。烏珠包現奇醜之特徵者，其傷在左；白珠包現奇醜特徵或紅而且大者，其傷在右。左屬肝，右屬肺。又見右邊受傷，而左邊亦痛者，不可單治一邊，須左右兼治，始可獲痊。

凡人受向上打傷者為順氣；平拳打傷者為塞氣；倒插打傷者為逆氣，其症最凶。夫人之血，隨氣而轉，氣順則血順行，氣逆則血逆滯。血滯則成病，何堪加以骨碎筋斷？其不至殞命與成殘廢者，亦大幸事，全賴醫者有生死肉骨之術，旋轉乾坤之力也。前心與後心相對，傷久則成癆瘵；小腹與膀胱相對，傷久則成黃疸，是皆宜早治者也。治法之大略如此，至其詳情，則後章分論之。

五、脈法述要

人之生死，六脈主之。所謂六脈者，即浮、沉、遲、數、滑、濇是也。更從此六脈而分析之，則虛、實、濡、弱、革、牢、緊、緩、促、結、代、長、短、洪、微、芤、弦、動、伏、散、細等二十一種脈象見矣。

虛、實、濡、弱、革、牢六脈，統屬於浮沉，以部位言之也。而緊、緩、促、結、代五脈，統屬於遲數，以至數言之也。而長、短、洪、微、芤、弦、動、伏、散、細十脈，統屬滑濇，以形象言之也。

凡治病者，必先診其脈，視其脈部位至數形象之如何，而審其病之所在，以斷其生死。若破傷失血過多，而脈見虛、細、沉、弱、遲等象者，可有生望；若見浮、洪、數、大實、促等象者，乃係死徵，不可救治。此脈法之大概也。

此外更有所謂解索、雀啄、屋漏、魚翔、彈石、蝦游等等脈象，皆以形象而定名，是為奇脈，亦即死脈。尋常之人，尋常之病，皆不易見到此等脈，若竟見此等脈象者，則體內各部，必已發極重大之變化，而不復能以脈象斷其病之所在，故必死無疑。

脈以外又有四海五餘各竅等，關於生死。所謂四海者，即腦、丹田、臍、脾。蓋腦為髓海，丹田為精海，臍為氣海，脾為血海是也。至於五餘，即外面各部與內中各部相印而生者也。頭髮為血之餘，屬於心；眉毛為筋之餘，屬於肝；鬚髯為精之餘，屬於腎；腋毛為肌肉之餘，屬於脾；陰毛為氣之餘，屬於肺。而指甲亦為筋餘，筋乃骨餘，骨乃精餘，皮乃血餘，脈乃氣餘，周身骨殖之關節，則為五臟之餘也。

氣行周身而血隨之，各氣血阻滯，病即發生。脈乃氣餘，動靜相依，故察脈而知病，治病必先診脈象也。氣之衰者，脈必濡弱；氣之絕者，脈必先絕，是脈雖為氣之餘，而實為人生之主宰焉。

至於五臟，雖深藏於中，而外面之孔竅，亦應五臟之象，而有相連之關。舌頭為心之苗，而心之竅則與腎竅相合，而寄之於兩耳。眼為肝竅，口為脾竅，鼻為肺竅，耳為腎竅，而腎之竅又開於二陰焉。如五臟之傷，即可於此外部之孔竅審察之，以斷其傷之輕重，命之生死也。

舌尖黑色，而多芒刺，且有胎者，此乃心絕之象。

雙睛固定，不稍轉動，有類魚目，人中深陷者，此乃肝絕之象。

鼻孔翻轉，竟向上方，又現黑色者，此乃肺絕之象。嘴唇反轉，其黑如墨者，此乃脾絕之象。

兩耳色晦，廓現黑色，而下陰部分，腎囊吊起者，此乃腎絕之象。

此為五絕之徵，犯者必不能救治，遲早終必死亡。

頭在人身，為諸陽之首，囟門主心臟，心為血液所匯之處。故傷囟門，血出不止，或風邪內襲者，皆不救。此等徵象出於脈法之外，其視察病源，則功效正相同也，故並錄之。

六、用藥總歌訣

歸尾兼生地，檳榔赤芍宜。四味堪為主，加減任遷移。乳香並沒藥，骨碎以補之。頭上加羌活，防風隨白芷。胸中加枳實，枳殼又苓皮。腕下用桔梗，菖蒲厚朴治。背上用烏藥，靈仙妙可施。兩手要續斷，五茄連桂枝。兩脇柴胡進，膽草紫荊醫。大茴與故紙，杜仲入腰支。小茴與木香，肚痛不須疑。大便若阻隔，大黃枳實推。小便如閉塞，車前木通提。假使實見腫，澤蘭效最奇。倘然傷一腿，牛膝木瓜知。全身有丹方，飲酒貴滿卮。苧麻燒存性，桃仁何累累。紅花少不得，血竭也難離。此方真是好，編成一首詩。庸流不肯傳，毋乃心有私。

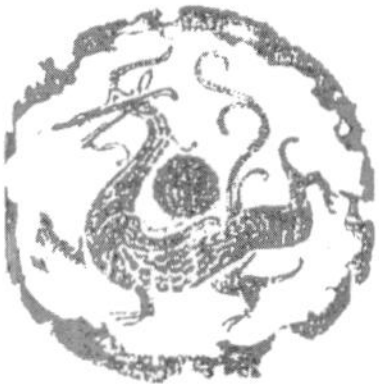

七、用藥述要

凡跌打損傷之症，治法因各有不同，而用藥亦因之而異，非於診視時先行斷定其病之所在，然後用相當之藥以投之，殊不易見其功效，因非可以概論者也。即如上歌所述，亦分各部，隨所傷之處而加減其藥物，是誠不可忽視者。茲就其重要者，述之如次。凡見青腫不痛或腫而不消之現象，此係氣血虛弱之徵，宜用十全大補湯。

若受傷處腫脹而寒熱並作者，此為血傷，肝火相乘而動之象，宜用四物湯，另加山梔、柴胡二味。

血出不止而又發寒熱者，宜用四君子湯，另加川芎、當歸、柴胡三味。若失血過多，面黃眼黑者，切不可專攻瘀血，宜用獨參湯以固其根本，加蘇木、紅花二味，兼調瘀血。

寒熱而痛甚者，欲潰膿也，宜用參耆內補散。

若膿出而痛甚者，氣虛所致，宜用八珍湯。瘡口赤肉突出，係血虛之象，而肝火生風，宜用柴胡梔子散。

若膿出不止，瘡口有白肉突出，為氣虛感邪之象，宜用補中益氣湯。

若膿潰而痛，或竟潰而不斂，皆係脾胃虛弱所致，宜用六君子湯。

若徒知敷涼藥，而不潰不斂，適足以貽害也。

受傷者若腸中作痛，按之不寧，此必內有瘀血，用承氣湯下之。下後仍痛，瘀血猶未盡，更用加味四物湯。

按之而不痛者，血氣傷也，宜用四物湯加參耆、白朮。下後胸脇作痛，肝血傷也，宜用四君子湯加川芎、當歸。

下後發熱，氣血並虛也，宜用八珍湯加當歸、半夏。胸脇作痛不思飲食者，肝脾氣滯之象，宜用六君子湯加柴胡、枳殼。咬牙發搐者，肝盛脾虛之象，宜用異功散加川芎、山梔、鉤藤、天麻。

若尋常跌撲輕傷，皮肉疼痛而未破者，以順氣活血湯飲之。杖瘡之未破者，宜砭去瘀血，內服大成湯。

以上諸方，皆宜謹慎，若妄用之，徒滋流弊耳。

▲十全大補湯服

人參一錢，茯苓一錢，當歸一錢，白芍一錢，地黃一錢，黃耆一錢，肉桂一錢，白朮錢半，炙甘草五分。

▲四物湯服

當歸三錢，地黃三錢，炒白芍二錢，川芎錢半。

▲四君子湯服

人参二錢，焦朮二錢，茯苓一錢，炙草一錢，生薑三片，紅棗二枚。

▲八珍湯服

人参一錢，茯苓一錢，川芎一錢，當歸一錢，炒白芍一錢，地黃一錢，白朮錢半，炙甘草五分。

▲六君子湯服

即四君子湯加陳皮一錢，製半夏錢半。

▲加味承氣湯服

大黃一錢，厚朴一錢，枳實一錢，羌活一錢，防風一錢，當歸一錢，生地一錢，朴硝一錢。

▲加味四物湯服

當歸一錢，川芎一錢，白芷一錢，生地一錢，紅花一錢，枳殼一錢，牛膝一錢，大黃一錢，桃仁一錢，蘇木一錢，羌活一錢。

▲異功散服

即六君子湯減去半夏一味。

▲順氣活血湯服

蘇梗一錢，草朴一錢，枳殼一錢，砂仁五分，歸尾二錢，紅花五分，木香四分，炒赤芍一錢，桃仁三錢，蘇木二錢，香附一錢。

八、辨別吉凶

傷科為人治傷必須謹慎將事，蓋受傷者之生命實在其掌握之中，稍一疏忽，即可致人之死命也。

故在未醫之前，除察看傷痕、細心診脈外，猶當於其餘各部以尋求徵象，而斷其吉凶。因人受傷過重，而至於不可救治者，身上各部，定有特異之徵象發現。此項徵象，必為常人或受傷輕微者所必無，醫者見之，必能因而斷定其生死也。

眼為心之苗，實人身最重要之器官，凡喜怒哀樂之徵象，皆賴以明示。故病者之眼，亦有特徵以示其病之所在。如肝氣病者，眼白皆現焦黃之色，即其例也。而傷科則尤為重要，故臨診之時，宜察兩眼之有無特徵。如眼白上有紅筋者，則內部必有瘀血。紅筋多者，瘀血亦多；紅筋少者，瘀血亦少。若眼珠活動如常人者易治，眼珠轉動呆滯者難治；若竟不動或瞳人散大者，皆為死徵，無法醫治。

若受傷之人已經暈倒，雙目緊閉，則宜用二指掤開其眼皮，以察其眼珠。若瞳人居中可見者可治；若瞳人上插，僅見眼白而不見眼黑者，則不易救治。受傷之人，眼珠火熱或眼淚流出漣漣不絕者，皆係死徵，無法可救。此以眼之徵象而斷吉凶之法也。

而指甲一物，本為筋之餘，血液循筋，而受傷者又皆以氣血之阻滯或散失而定其生死，故指甲亦可以驗傷之輕重。常人之指，近肉一部分，皆鮮紅色，以手按其端，則血液暫停，而現白色。若將所按之手放去，立時回復原狀。受傷者即可以此法驗之。若以手按其指甲，釋手之後，立刻回復原狀者，其傷易治；若釋之後，經過片刻，始回復原狀

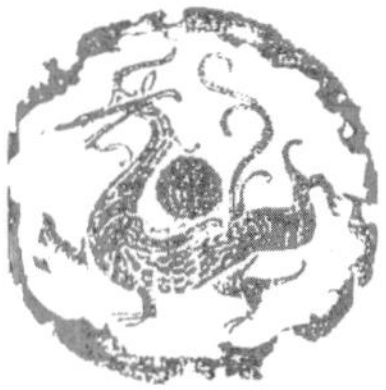

者，則受傷稍重，醫治較難，唯猶非不治之症，醫之得宜，尚可保全生命；至指甲並不必用手按，即發現死白之色或紫色，甚為黑色者，則非氣血耗散，即全身之血脈完全停頓，無藥可救，必死無疑。兩足趾甲，亦可以此法驗之，極為靈應。此以指甲斷定吉凶之法也。

陽具為人生百脈之所繫，傷必致命，且不必其本部受傷始發現特異之徵象，即別部受傷，亦足影響及之，故亦可以驗症之吉凶也。凡受傷之人，其勢收縮如僵吞者，是為死徵，不治；若並不收縮，與常人無異者，可治；而睾丸不居於囊，而收入小腹中者，亦為必死之徵。若受傷者係婦人，則可以此法而驗其兩乳，此察看勢與乳而斷生死之法也。

餘如手心、腳心，亦可驗斷。凡其色紅潤如常人者，易於醫治，發焦黃或灰黑色者，雖非必死之徵，而醫治亦感不易，必須能手始可。

九、各種死徵

凡傷內部者，宜分左右，心與小腸、肝、膽，在於左面；肺與大腸、脾、胃、命門，則在右面。全部受傷者必死。須視其手足之指甲，黑則為凶；與常人無異或稍冷白色者可治。受傷者如有瘀血在胸，覺得悶痛或大腸作痛者，須進行血藥以下之。若經過十四日後始醫治者，瘀血已固，無能為力矣。受傷而面黑者，其傷在腎，青色者傷在肝；肝脈數者，胸腹有瘀血，主將吐血之象。

受傷之人氣促而喘急，喉間發現痰聲，格格不絕，其聲如鋸，或口中發生惡臭，腥穢難聞者，亦為死徵，不可救治。

凡受傷之人兩目直視，或向左右斜視，睛珠停滯不能轉動者，必死無疑。如見以下各種現象者，皆無法醫治。

一、人中上吊，嘴唇翻轉者。

二、耳與鼻上，皆發現赤色者。

三、骨碎而色變青黑者。

四、氣喉全斷者。

五、胸部高高突起者，兩手憑空拿揑或舞動者。

六、痛不在傷處，而反在別部者。

七、出血不止，其血先赤後黑者，皆死徵也。

腦骨破者，兩額角邊受傷者，天柱骨折斷者，耳後腦衣破裂者，兩太陽傷重者，頭頂骨破碎者，眉毛內受傷者，護心骨碎斷者，臂中跳脈受傷者，後背、兩腰、陰囊、陰戶、肛門、海底各穴受傷，以及大腸穿破，流出黑屎；小腸受傷，而致便閉者。

以上種種，亦皆死徵，不可救治。凡受傷過重而致暈倒口眼皆閉，宜用牙皂末吹鼻孔中，得嚏者可救；不嚏則更以燈芯蘸井，粘牙皂末捎之，如能得嚏而吐出稠痰者可救，否則即屬不治之症。

大都男子氣從左轉，傷上部者易治，傷下部者難治，以其陽氣上升也；女子血從右轉，傷下部者易治，傷上部者難治，以其陰血下降也。

傷肩者，左邊則氣促面黃，或竟浮腫；右邊則氣虛面白，血液不充。宜治以行氣活血之法，更輔以手術，飲以良藥，自可獲瘳。

傷背者雖凶而死緩，蓋背為五臟之所繫，若不急治，或數十日而死，或經百日以後死。傷胸者久必咳嗽，以胸為氣血往來之所，故必現此徵象也。若面上發現灰黑之色，燥熱異常，胸口高起，頗覺悶脹者，是為險象。若不及早醫治，或醫治不得其法，用藥不當，不出七日，必死無疑。

凡由前面碰打跌傷胸膛，其症極重。用手輕按其心坎上之橫骨，第一節受損者，主一年死；第二節受傷者，主二年死；第三節受傷者，主三年死。

凡肝部受到重傷，其人面色發紫，眼珠色赤而鬱者，其症極危，主七日內死。

凡心口受到重傷，其人面色發青，氣若遊絲，呼吸之間，其痛甚烈，口吐鮮血，身體不易轉動者，其症危殆，主七日內死。

凡食肚受傷，心下高腫，皮膚繃緊，陣痛時作，氣喘發熱，面色與口鼻發現灰黑，飲食不進者，亦係危象，主七日內死。

受傷之人兩耳失聰，額部晦黑，面浮白光，常帶哭泣之狀，腫如弓形，此係胃部重傷之象，主半月內死。

受傷之人面色發赤，氣息阻滯，便下急澀，便後帶紅，此係大腸重傷之象，主半月內死。

受傷之人小便秘塞，行時作痛，氣促喘急，熱勢極盛，口舌枯乾，口有酸水，面上浮腫者，此係小腸重傷之象，主三日內死。

受傷之人，小便腫脹，滴滴渧尿，濇痛雜忍，熱勢極盛者，此係膀胱重傷之象，主五日內死。

傷陰囊或陰戶，有血水從小便處流出，點滴不絕，腫脹痛極昏迷不醒者，主一日死。

前胸後背，同時並傷，而現發熱咳嗽，面白肉瘦，不思飲食等象者凶，主半月死。

傷氣眼者，氣喘痛極，夜臥不寧，兼多盜汗，身瘦腫脹，飲食不思者，主一月內死。

凡血海受傷，而現口常吐血，胸背板硬，隱隱作痛或血妄等象者

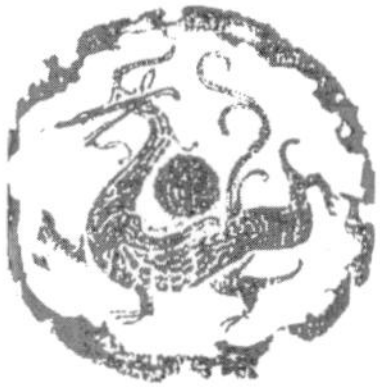

凶，主一月死。

凡兩肋受傷，而現氣喘大痛，中氣虛損，面色浮白，睡眠不寧，如被刀割等象者皆凶，主三日內死。如筋骨斷者，其傷更危。而兩肋並非打傷而自痛者，係肝火內攻之象。而清痰積食，流注兩肋，亦足致痛。醉飽房勞，元氣損傷，肝木克胃，亦足使胸脘連兩肋作痛。左肋痛者，血瘀與氣滯也；右肋痛者，痰與食積也，皆非險症。

小腹受傷，血入內部，其脈不實者，其症極危，主一日內死。大腸受傷，糞從口出者，當日即死。若即出尿者，四十九日死。腰部受傷，急進童便，飲而覺痛者可治，不覺痛者難治。面現笑形者，三日內死。

外腎受傷，子碎者立死；或收入少腹，日久連腹內作痛者四十九日死；發熱昏暈者三日死。

十、手法練習

傷科在外科中，亦占重要地位，唯以受傷者，往往斷筋折骨，皮肉破裂，甚至喉斷腸出。凡此種種，因非全仗藥物之力所能收其效，故於藥物之外，猶重手法。若手法不良，縱有秘授之方，備靈效之藥，而欲治破傷折骨等傷，勢難望其有效。且各種藥物之配合，但能熟讀古方，認明傷部，即可按症投藥，初非極難之事。若手法者，則談非容易，非有極深之研究與夫實地之練習，殊不能得心應手也。

若就上骱接骨而論，人身各部骨骼，皆有一定位置，其連絡銜接之處，關節之式樣，亦各個不同。為傷科者，對於全身骨骼之總數，固須深知，而於各骨之部位，以及各處關節之式樣與如何銜接之狀，亦須完全明瞭。然後依其形勢而定手法，始不致有誤。此外如取出碎骨，縫合創口，送腸入腹等等，亦非有相當之經驗不為功。而施用各項手法，對於所屬之部，固須熟悉其情形，臨時又須有靈敏之手腕。蓋如腹破腸出等症不能久待，稍一遲緩則風邪內侵，必致痙厥發熱，而至於喪命。故手法尤貴乎敏捷也。此項手法，練習亦非易易，若無數載苦功，恐不能有成也。

法用死人骨殖一付，須各部完全，不可缺少。將其骨完全分開，然後每日隨手拾一二枝細認之，而斷定其骨屬於何部何名。初時對於指骨、臂骨等，固不能完全準確，或誤右為左，或誤上為下，但練習既久，自能熟悉而至於隨意指認，一無錯誤。然後進一步練習拼合。先就一部分著手，如腿部則將大腿骨、膝骨、小腿骨、蹠骨、趾骨等按其部位，將關節接合，由此而胸部、頭部等逐漸拼湊，以至於能將全付骨

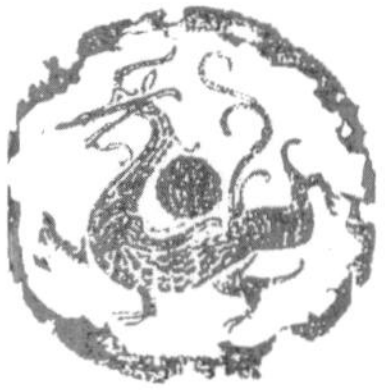

殖，完全拼合，絲毫無誤。

乃更進一步，在夜間黑暗中行之，將全付骨殖，堆置一處，隨手拾取一枝，用手摸之，依其尺寸之長短，周圍之大小，以及兩端關節處之形狀，四面相證，而定其骨之屬於何部，然後持向亮處以證其是否謬誤。若摸熟之後，亦依前述拼合之法，在黑暗中逐部練習之，至能於黑暗中完全將全付骨殖，拼湊成人形，絲毫不錯，則大功告成矣。如此練習，最少亦非三年不可。費時雖多，但練習成功之後，對於人體全部之骨骼關節部位，以及其接合之情形，瞭若指掌。

知之既深，在遇脫骱等傷，治之自較便利，必能依其所傷處之部位關節而定其手法，必能收手到病除之功。其餘如縫合創口等，全在敏捷二字，熟極巧生，較上骱為稍易也。

十一、內傷治法

凡人身外部各處穴道，皆與內部腑臟有連絡之關係。人之生死，因以氣血為主，若外部各穴受傷，則氣血因之而阻滯，或意完全停止，則內部之腑臟，亦因之而失機能。故受傷重者，立致殞命。即輕傷若不早治，使瘀血停滯於中，日久亦必不救。故受傷無論輕重，治宜及早，切勿遷延觀望，以免日久既成絕症之後，欲救不及，致生後悔。

茲將內傷各種治法，分條錄下。

▲前額部

頭部之前額，屬於心經。心主血，受傷出血，最怕受風，凡受風而傷處發腫者，不出三日，必死無疑。出血尚少，並未見風，亦未見腫脹之象者，是可救治。用下方煎服，更投以飛龍奪命丹三四服，可望復元。藥方如下。

西羌活錢半，防風錢半，川芎錢半，三棱五錢，赤芍錢半，骨碎補錢半，全當歸一錢，蓬朮一錢，元胡索一錢，木香一錢，烏藥一錢，青皮一錢，桃仁一錢，蘇木一錢。

▲眉心穴

此部為頭面主要之穴。受傷出血者，不易救治。即並未出血，因受傷過重，而致面部浮腫，頭大如斗者，亦係必死之象，三日內準無生理。如受傷尚輕，並未見血，亦未見浮腫者，以下方煎服，可以痊癒。

川芎錢半，西羌活錢半，防風錢半，荊芥錢半，全當歸一錢，赤芍

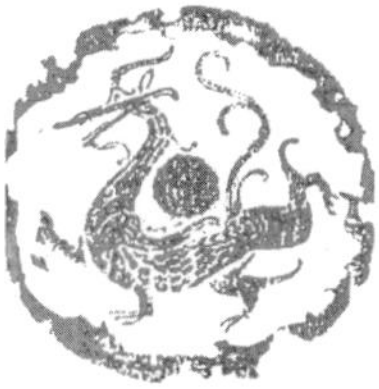

錢半，骨碎補一錢，山稜三錢，元胡索一錢，木香一錢，青皮一錢，蓬朮一錢，蘇木一錢。

▲太陽穴

太陽穴在頭額之兩邊。受傷過重，則立時致死。凡已出血者，少尚可治，多亦不救。而出血雖少，風邪已內侵而傷處發腫者，亦無救法，五日內必死。

若損耳目，而血凝成膿者，外敷桃花散，內服七厘散一分半，同時以下方煎服，更投以飛龍奪命丹二服，定可見效。

川芎二錢，西羌活錢半，赤芍二錢，骨碎補錢半，全當歸一錢，元胡索一錢，山稜五錢，廣木香錢半，青皮一錢，蘇木一錢，紅花八分，烏藥一錢。

▲藏血穴

近耳後右有藏血穴，屬於太陽經，左有厥陰穴，屬肝膽經。受傷重者必死；失血多者，亦不可治；雖失血甚微，而已被風邪侵入創口以致浮腫者，亦不救。傷稍輕者，可用下方煎成，沖服七厘散二分，更投以飛龍奪命丹三服可癒。

生地二錢，川芎二錢，當歸二錢，赤芍錢半，骨碎補二錢，山棱錢半，元胡索錢半，蓬朮一錢，青皮一錢，木香一錢，烏藥一錢，蘇木一錢。

▲華蓋穴

華蓋穴即心口，心經主之。受傷過重致血迷心竅、人事不知，此乃胃部受損，致心胃氣血不能流行，不易救治。傷稍輕者，自覺疼痛或胸部飽悶，則瘀血凝結，宜設法下之。

可用下方煎成，沖服七厘散二分，更投飛龍奪命丹二服。其傷不能斷根者，三年內必死無疑。

枳殼三錢，良薑一錢，山稜錢半，當歸錢半，蓬朮錢半，元胡索一錢，木香一錢，縮砂仁三錢，烏藥一錢，青皮一錢，桃仁一錢，蘇木一錢，陳酒半斤煎。

▲偷心穴

心口正中，名為黑虎偷心穴，屬心經，受傷過重，兩眼昏花，神識不清者，不易治。若所受之傷稍輕，自覺疼痛，能開口說話者，可治。以下方用水酒各半煎服，然後更投以飛龍奪命丹三服，再與地鱉紫金丹三五服，定可見效。如因其傷勢尚輕，並不服藥調治，則百日以內，亦必傷命。

如不用下列之方，而以治華蓋穴方，去枳殼、良薑，另加查肉一錢，丁香五分，煎沖七厘散二分服之亦可。

金竹葉二錢，柴胡錢半，鉤藤一錢，全當歸一錢，陳皮一錢，查肉一錢，茹仁一錢，麥冬一錢，沉香三錢，炙草三錢，防風三錢，荊芥三錢，青柿蒂三個。

▲巨闕穴

巨闕穴為心之幕。受傷稍重，即足使人神志昏迷。宜用手法在右邊肺底穴下半分處劈拳一挪，如不能蘇者，則血已捧心，必死。若一挪而得蘇醒者，用下方服之。

二劑後，投以飛龍奪命丹五六服，更與以地鱉紫金丹三服。若服後仍不能痊癒者，百日後必死。

桔梗一錢，川貝母一錢，山稜五錢，赤芍二錢，全當歸二錢，元胡索一錢，蓬朮一錢，木香一錢，青皮二錢，桃仁二錢。

▲氣海穴

此穴在臍下一寸五分處。受傷過重者，裏氣閉塞，不出十日，必死無疑。若受傷稍輕，氣未盡塞，以治華蓋穴傷方去枳殼、良薑二味，另加木通、紅花各一錢，煎透沖七厘散一分半服之，更服下方二劑，可望痊癒。

如以輕傷之故，並不及早服藥調治，經四十九日，亦必不救。下方水酒各半煎服。

菟絲子一錢，上官桂一錢，劉寄奴一錢，蒲黃一錢，杜仲一錢，元胡索一錢，青皮一錢，枳殼一錢，香附一錢，五靈脂一錢，歸尾一錢，縮砂仁一錢，五茄皮錢半，廣皮錢半。

▲關元穴

此穴在氣海穴下一寸五分處。重傷者立刻致死，輕傷者如稍怠忽，不及早服藥調治，二十日後，亦必傷發而死。傷稍重者，五日當死。宜用下方煎濃，沖七厘散二分服之，更投以飛龍奪命丹三服，若不痊癒，久後必傷發而死。

青皮二錢，車前子二錢，赤芍錢半，當歸二錢，元胡索錢半，木香錢半，蓬朮一錢，桃仁一錢，烏藥一錢，蘇木一錢。

▲中極穴

此穴在臍下四寸處，受傷過重者，立刻致死。若受傷稍重，致大小二便，閉塞不通者，其症亦危，若不早治，十日內必死。宜用下方煎沖七厘散分半服之，然後更進地鱉紫金丹三服。即所受之傷稍輕，當時雖不覺若何之危險，並不服藥，至百日後，亦必因之而死。

生大黃二錢，山稜三錢，蓬朮二錢，赤芍二錢，當歸二錢，元胡索錢半，縮砂仁一錢，青皮二錢，廣木香錢半，烏藥錢半，桃仁二錢，蘇木一錢，紅花八分。

▲膺窗穴——一

此穴在左乳上一寸六分處，屬於肝經。傷重者立刻致死。受傷者如見面紫目赤發熱等徵象，則內部肝葉已受傷，若不急治，七日必死。

宜以下方服之，然後進吉利散，末服琥珀丸。若傷之較輕者，宜將煎方減去生大黃，另加乳香一錢（須去油），煎沖七厘散二分服，末與飛龍奪命丹三服。

西羌活五分，荊芥一錢，防風一錢，蓁艽一錢，枳殼一錢，當歸二錢，陳皮一錢，砂仁五分，川芎六分，桔梗一錢，蘇木二錢。

▲膺窗穴—二

此穴在左乳上一寸六分處屬於肺經，傷重者死，傷輕者可治。用下方煎濃，沖七厘散二分服之，以行其瘀，如瘀不行，再用大成湯通利二便。瘀血行後，再服飛龍奪命丹三服。如因傷輕而不早治，百日必死。

山棱五錢，赤芍二錢，當歸二錢，蓬朮一錢，元胡索一錢，木香一錢，烏藥一錢，青皮一錢，桃仁一錢，蘇木一錢，木通一錢，大黃一錢。

▲乳根穴—一

此穴在左乳下一寸六分處，屬肝經，受傷後發現與傷左膺窗穴同等見象者，可即服其方，或將下方煎濃，沖七厘散服之，然後更與以飛龍奪命丹三服。

若因傷而口吐鮮血者，必死，如以輕傷而未醫治者，一月後亦死。

廣玉金二錢，赤芍二錢，紅花一錢，蓬朮一錢，元胡索一錢，劉寄奴二錢，青皮二錢，當歸二錢，木香一錢，骨碎補二錢，烏藥一錢，桃仁一錢。

▲乳根穴—二

此穴在右乳下一寸六分處，屬於肺經，受傷過重者，立刻即死，因受傷而致兩鼻出血者，亦不治。傷勢較輕者，宜用下方煎濃，沖七厘散分半服之，然後更與以地鱉紫金丹三服。

如仍不能完全奏效，其根不斷者，延至一年之後，亦必致死。

生地二錢，當歸二錢，赤芍二錢，荊芥二錢，元胡索一錢，百部一錢，桑白皮一錢，紅花八分，青皮二錢，木香錢半，桃仁錢半，蘇木一錢。

▲期門穴——

此穴在左乳根穴外面，相距一寸之處，亦屬肝經。重傷者難治，輕傷者可用下方煎濃，沖七厘散二分同服，更與飛龍奪命丹三服。

若不斷根，一月後必死無疑。

當歸二錢，紅花八分，元胡索一錢，柴胡一錢，膽草一錢，骨碎補二錢，青皮二錢，廣皮二錢，木香二錢，桃仁錢半。

▲期門穴—二

此穴在右乳下一寸六分橫開一寸處，屬於肺經，重傷者不治。受傷較輕者，則用下方煎濃，沖七厘散二分同服，再與飛龍奪命丹三服。服後如仍不能完全斷根者，二月以內必死無疑。

當歸二錢，赤芍二錢，骨碎補二錢，元胡索二錢，五靈脂錢半，蒲黃一錢，青皮二錢，陳皮二錢，木香一錢，烏藥一錢，蓬朮一錢，桃仁一錢，蘇木一錢。

▲幽門穴

在巨闕穴之兩旁各距五分處為幽門穴，左屬肝，右屬肺。打重者名沖炮，一日即死。

受傷稍輕者，可先用前方去五靈脂、蒲黃二味，另加白豆蔻一錢，煎沖七厘散二分服之。再進奪命丹三服，然後更用下方煎濃二劑，沖地鱉紫金丹三服服之，外面更用敷藥吊之。

如仍不斷根，百日必死。

肉桂一錢，蒲黃一錢，歸尾一錢，香附一錢，菟絲子一錢，杜仲一錢，劉寄奴一錢，枳殼錢半，青皮錢半，廣皮錢半，五靈脂一錢，五茄皮錢半，縮砂仁一錢。

▲商曲穴——

此穴在左肋近臍處為血之門，受傷稍重者半年必死，因傷而致吐血者，數日即死。

宜用下方煎濃，沖七厘散二分同服下，然後更服飛龍奪命丹三服。如不能斷根，或以受傷時自覺甚輕，因之忽略，未曾服藥調治者，不出一年亦必身死。

西羌活二錢，全當歸二錢，蓬朮錢半，荊芥二錢，骨碎補二錢，五茄皮二錢，烏藥錢半，木香一錢，元胡索一錢，青皮二錢，廣皮二錢，桃仁二錢，枳殼錢半，蘇木一錢。

▲商曲穴──二

此穴在右肋近臍處為氣之門。打重者可以立刻致死，即稍輕者，亦不易治。

受傷之人，往往發現二便秘結等象，治宜及早，遷延即足貽患。以下方沖七厘散二分服之，如服藥後二便即行通暢者，則生機已轉；如仍舊秘結，則可用蔥白頭若干，搗至極爛，然後用酒炒之，放油紙上，貼於傷者臍眼，即可通便。

若仍阻塞不通者，係必死之徵，無法可治矣。若便通後，再與飛龍奪命丹三服，可望痊癒。

生大黃二錢，枳實二錢，當歸三錢，蓬朮錢半，木香錢半，青皮二錢，車前子二錢，木通二錢，元胡索錢半，陳皮二錢，柴胡一錢，烏藥一錢，桃仁二錢。

▲章門穴──一

此穴在左肋梢骨盡處之軟肉邊為血之囊。受傷太重而致口吐鮮血者必死。傷重不治者，四十二日死；輕傷不治者，一年必死。

宜用下方煎濃，沖七厘散二分服之，然後更進地鱉紫金丹五服，可望痊癒。

歸尾三錢，赤芍二錢，紅花一錢，荊芥二錢，元胡索一錢，青皮二錢，木香二錢，蓬朮一錢，陳皮二錢，山稜二錢，蘇木三錢，桃仁二錢。

▲章門穴—二

此穴在右肋梢骨盡處之軟肉邊，為氣之囊。受傷過重者，氣閉而死，無藥可救。其次重者，亦宜早治，不治百日必死；輕傷不治者，一年內亦必傷發而死。

宜先用前方加五靈脂一錢五分，縮砂仁一錢，煎濃服之，然後進下方一劑，沖地鱉紫金丹服，如不能斷根者，一年後必不保。

肉桂一錢，菟絲子一錢，歸尾二錢，蒲黃一錢，元胡索一錢，杜仲一錢，五靈脂一錢，五茄皮二錢，劉寄奴一錢，青皮一錢，枳殼一錢，香附一錢，縮砂仁一錢。

▲腹結穴—一

此穴在左肋梢骨下一分處，亦為血囊，受傷過重，口吐鮮血者不救。未見血者稍輕，然亦宜早治，不治四十二日必死。若因傷勢尚輕，並未服藥調治者，三月必死。

宜用下方煎服二劑，輕傷可望痊癒。若服後不斷根，主一年內死。

生地二錢，歸尾二錢，蒲黃二錢，赤芍二錢，元胡索二錢，生韭子錢半，青皮二錢，紅花一錢，山稜二錢，烏藥一錢，桃仁二錢，蘇木二錢。

▲腹結穴—二

此穴在右肋梢骨下一分處，亦為氣囊。受傷過重者，氣閉而死，無藥可救。

其次者氣阻滯，呼吸作痛，宜早治，不治者二月後死。因傷勢尚輕，忽於治療並不服藥者，一年後亦必傷發而死。

宜用下方煎服，然後更進飛龍奪命丹三服，可望痊癒。傷重不斷根者，久後必因此而死。

生地二錢，歸尾二錢，丹皮二錢，杜仲二錢，青皮二錢，紅花一錢，大茴香一錢，烏藥一錢，廣皮一錢，元胡索一錢，桔梗一錢，桃仁一錢。

▲命門穴

人之五臟皆繫於背，從背心上數下至第十四節骨中間，即為命門穴。受傷重者，神志昏迷，不省人事，是為必死之症。若稍輕者可治，唯此等傷雖凶，而死極緩。受傷之人，宜先服下方一劑，然後更砂糖滴花酒沖服和傷五粒，可望痊癒。不斷根者，一年必死。

當歸三錢，川芎三錢，枳殼三錢，陳皮二錢，香附二錢，草朴三錢，木香三錢，劉寄奴三錢，蘇木二錢，落得打二錢，三七三錢，乳香二錢（去油），沒藥二錢（去油），萹蓄二錢。

▲腎俞穴

命門穴之左右，各開一寸五分處為腎俞穴，受傷過重者，立死。口吐鮮血或痰中帶血者，皆係危象，不易救治。

若不見此現象者可治，宜用下方煎濃，沖七厘散一分，服後更投以飛龍奪命丹三服，可望痊癒。

歸尾三錢，赤芍二錢，蓬朮二錢，元胡索二錢，青皮二錢，補骨脂二錢，桃仁二錢，菟絲子二錢，烏藥二錢，蘇木二錢，大茴香一錢，紅花一錢。

▲志堂穴

命門穴之左右各開三寸處，名志堂穴，屬於腎經，受傷過重者，頃刻即死。凡見兩耳失聰，額黑面浮白光或常如哭泣狀或常如喜笑狀者，皆係死徵。

蓋左為哭腰右為笑腰也。稍輕者可治，宜用下列二方，依次服之，後再進琥珀和傷丸，可望痊癒。如再不能斷根者，三月必死矣。

㈠防風一錢，荊芥一錢，蓁艽一錢，枳殼一錢，當歸二錢，青皮一錢，陳皮一錢，砂仁五分，川芎六分，桔梗一錢，蘇木二錢，桃仁二錢。

㈡熟地三錢，杜仲一錢，杞子一錢，破故紙三錢，菟絲子三錢，歸尾一錢，沒藥一錢（去油），萸肉一錢，紅花五分，獨活一錢，淡蓯蓉一錢。

▲氣海俞

此穴在腎俞穴下。重傷者立刻致死。稍重者不及早醫治，一月亦死。須用下方煎濃，和地鱉紫金丹沖服，二服可癒者生，若服藥二服而仍舊不能完全復原者，一年內亦傷發而死。

歸尾二錢，杜仲二錢，赤芍二錢，蓬朮二錢，青皮二錢，元胡索二錢，烏藥二錢，桃仁二錢，蘇木二錢，桔梗錢半，補骨脂二錢，紅花六分。

▲鸛口穴

此穴在尾閭骨盡處，兩大腿骨之中間。受傷者雖凶而死緩，不早醫治，一年後死。治法宜用下方煎服後，再用地鱉紫金丹，三服可癒。

歸尾二錢，山稜二錢，蓬朮二錢，骨碎補二錢，青皮二錢，牛膝三錢，苡仁三錢，三七錢半，赤芍錢半，木香二錢，烏藥二錢，桃仁二錢。

▲海底穴

介於肛門陰囊之中間者為海底穴。受傷最重者，三日必死。凡受傷而發現大便關塞者，其症凶。

須急用下方煎濃服之，次進飛龍奪命丹，三服後再進地鱉紫金丹三服，可望痊癒。

大黃一錢，朴硝一錢，枳殼二錢，當歸二錢，木通一錢，陳皮一錢，生甘草一錢，烏藥一錢，蘇木二錢，桃仁二錢，紅花六分。

▲湧泉穴

此穴在兩腳心中。受傷者雖凶而死緩，早治之可有生望。若因傷勢極微而忽視之，並不求醫服藥，則一年後必然傷發而死，即欲醫治亦無從措手，徒滋後悔矣。

歸尾二錢，赤芍錢半，蓬朮一錢，青皮錢半，元胡索一錢，牛膝二錢，木瓜二錢，桃仁二錢，蘇木二錢，木香二錢，烏藥一錢。

▲飛龍奪命丹

硼砂八錢，地鱉蟲八錢，自然銅八錢醋淬七次，血竭八錢，木香六錢，當歸五錢，桃仁五錢，蓬朮五錢，五茄皮五錢酒炒，製猴骨五錢，元胡索四錢醋炒，三棱四錢醋炒，蘇木四錢，五靈脂三錢醋炒，赤芍三錢，韭子三錢，蒲黃三錢生熟各半，破故紙三錢鹽水炒，炒廣皮三錢，川貝三錢，硃砂三錢，炒菖根三錢，桑寄生三錢，肉桂二錢去皮，烏藥二錢，羌活二錢，麝香二錢，杜仲二錢鹽水炒，蓁艽二錢炒，炒前胡二錢，土狗二錢，青皮二錢醋炒。

此藥共為細末，重傷每服三錢，輕傷每服錢半，陳酒沖服。

▲地鱉紫金丹

地鱉蟲八錢，硼砂八錢，自然銅八錢淬，烏藥五錢，土狗五錢，元胡索五錢醋炒，當歸五錢酒炒，桃仁五錢，威靈仙六錢酒炒，川牛膝五錢，麝香四錢，製香附四錢，木香四錢，川續斷三錢鹽水炒，五茄皮三錢炒，製猴骨三錢，蘇木三錢，貝母三錢，炒廣皮三錢，澤蘭三錢，五靈脂三錢醋炒，菟絲子二錢。

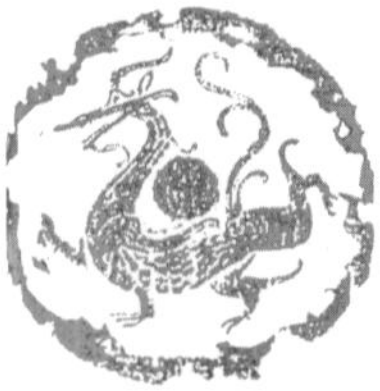

以上各味，共研細末，重傷每服三錢，輕傷每服錢半，陳酒沖服。

▲七厘散

地鱉蟲八錢去頭足，血竭八錢，硼砂八錢，蓬朮五錢醋炒，五茄皮五錢酒炒，菟絲子五錢，木香五錢，五靈脂五錢醋炒，廣皮五錢，生大黃六錢，土狗六錢，硃砂四錢，猴骨四錢，巴豆霜三錢，三稜三錢，青皮三錢，肉桂三錢去皮，赤芍二錢酒炒，烏藥二錢炒，枳殼二錢，當歸二錢酒炒，蒲黃生熟各二錢，麝香錢半。

此上各藥共為細末，輕傷每服七厘，重傷每服一分四厘，最重者每服二分。凡瘀血攻心者，服之即醒。陳酒沖服。

琥珀和傷丸

乳香一兩去油，沒藥一兩去油，自然銅一兩淬，血竭一兩，骨碎補二兩，生軍一兩，川斷一兩，劉寄奴一兩，歸尾二兩，琥珀三兩，靈脂一兩半，三七一兩，無名異一兩，虎骨一兩，杜仲一兩，破故紙二兩，熟地一兩，桂枝六錢，羌活五錢，地鱉蟲二兩，靈仙一兩，獨活五錢，山羊血一兩，白芍一兩，山茨菇一兩。

以上各藥，共為細末，用白蜜砂糖和為丸，每丸重一錢五分。每服一丸，用陳酒送下。

十二、正骨治法

中國醫術有十三科，而正骨兼金鏃科，亦屬於十三科之一。惜其法皆不傳世，即偶有得其傳者，又類皆自私自秘，不肯流傳於世，致有志者欲得而無從，是亦可歎甚也。

夫正骨之法，自非易言，全在醫者手法之精純與經驗豐富，然後始能收著手成春之效，否則冒昧從事，鮮有不誤人生命者。

究其手法之種類，亦並不繁複，不外下列各種，其有效與否則全在施術之熟能生巧耳。

一、摸 骨

凡受傷之人，筋骨內損者，不論其因跌撲或閃挫及撞打等所致，醫者對於其筋骨受傷之現象，必先深究而熟知之，然後可以著手醫治。骨之損傷，有骨斷、骨碎、骨歪、骨正、骨軟、骨硬之分；筋之損傷，有筋強、筋柔、筋歪、筋正、筋斷、筋走、筋粗、筋翻之別，醫者必先斷定其屬於何種。欲斷定其屬於何，則必用手細摸其所傷之處，留神辨察而得之，此為摸骨法。

二、接　骨

若既斷定傷者之骨業已折斷，故欲使其復行合攏，復於舊位，輕者固無須乎器具之輔佐，若受傷甚重者，勢非利用器具之輔佐。然無論其是否必用器具，而終無逃於手法，必先用手法將其斷處接如原狀之後，始可用藥品及器具以輔佐之也，則接法之重要可知矣。

三、端　骨

人身各骨銜接之處皆有關節，互相吻合，骨縫緊湊，故能長短伸縮。若此關節之處稍有斜歪，則其骨雖未破碎折斷，亦必疼痛難忍，不能轉動。

是則醫者宜察其應端之骨，用兩手或一手端住，然後視其關節之方向而定其端法，或從下向上端，或自外向內端，或斜端，務使其已經離位之骨，送入臼中，而無歪斜，則應手可癒。

四、提　骨

所謂提骨者，指傷處之骨，反陷入內，一時未能使之復原，則設法提之使出也。提法用器具者為多，或先用繩帛繫高處提者，有提出之後，始用器具輔佐之，使不復陷。此法最難，用力之輕重，務須視傷處之輕重而異。若重傷而輕提，固不為功，若輕傷反重提之，則原傷未復，又加新患，是不可不慎也。

此外又有按摩、推拿二法。凡受傷處骨未折斷僅損皮肉而腫硬麻木者，手抵傷處下抑為按，徐徐揉轉為摩，使其活血。骨骱節筍處稍有錯落，不能合縫，則以手推之，使還舊位；有用兩手或一手捏患處，緩緩使復舊位；或因筋急難轉搖，以手推拿之，借通其氣，是只可治極輕微之傷，在手法中並不重要，且用之亦極容易也。將以上各種手法熟習之後，始可言正骨之術矣。

凡人之頭腦，並無骨骱，唯大小百會處有緊接之骨縫，如骨片碎裂，或近縫處之骨片內陷，則腦必重傷，為不治之症，故為手法所不及施者，姑不具論。若其他節骱或脫血而出，則必視其所在而施手法。或先拽離，然後用手法送入之；或半脫者，則可用推拿法以使之正位；如略有欹斜者，則用手捏之，亦可正位。

至如骨斷、骨碎等，則治之較難矣。宜先辨明其骨之斷為兩截，或折而內陷，或碎而散亂，或岔而旁突。凡皮肉不破而骨受傷損者，以手摸之，有轆轆之聲發出者，為骨斷之徵；以手摸之而有淅淅之聲發出者，則為骨碎之徵；以手摸之而無聲者，則骨雖受傷，尚未碎斷，但外敷以整骨藥，即可剋期痊癒。

而骨之斷者，又須斷定其為平斷或斜斷之分，然後依其斷之形勢，用手法輕輕捏之，務使其斷處湊合如舊，然後敷以藥，縛以板，經過甚久之時日，始克痊癒。

若骨碎肉內者，其傷處外必腫脹，內部必至作膿而成潰瘍之症。在初時藥力固有所不及，手法亦無從施用，唯有予以內服之藥，外敷止痛之藥，待其創口潰爛之後，碎骨之小片已與內部筋肉完全脫離，然後可施用手法，用鉗鉗去碎骨，使一屑不留於內，更用好藥敷之，內服以固其原，始痊癒。唯傷處之骨，雖能因藥力而長成，然過後終不能如原來之牢固矣，若以之任重，必更致傷。

至於應用之器具，除骨斷者須拿使平正之後，更用木板鋪艾絨夾於斷處，外用軟布條緊緊縛住之，使骨縫無綻離走脫之患；若斷臂與斷膊，斷腿與斷骨行，治法固宜分上下，即所用之木板，亦宜隨傷處之形狀而變易，務使其人傷處雖被縛，於傷處疼痛之外，不再感到木板之礙事不適，始為相趁。如脫臼者不必用木板夾持，僅用布紮縛，亦可復原也。至若骨碎之處，則須視所傷之部位而定。

凡可以用木板夾持之處，則用木板夾持之，若不能用木板夾持之處，則用軟布紮縛之，不必拘泥一法也。

受傷之輕重，固有關於人之生死，而受傷者之體質，亦大有關係。凡體質壯健，氣血盛旺之人，雖受傷較重，亦易著手，且可望速癒，而免殘廢。若身體孱弱之人，氣血不充，雖亦可以醫治，而其癒也緩，且恐不免有殘疾之患。至若年老之人，氣血已虛，即受傷較輕，亦不易醫治。凡此種種，既非藥力之所能及，亦非手法之可奏功。在醫傷者接拿之手法，固亦有關於癒之遲速及復原殘廢，然完全責之於手法，則必不可。蓋身體之強弱，本非手法所能為力也。

▲頭額傷

人之頭部，為諸陽所聚之區。一受傷損，是宜早治。若不早治，或以失血過多，或以風邪內襲，皆足以使輕症轉成重症，重症轉成死症。凡骨已破碎或內陷，其傷處較大者，不治。腦漿流出，骨色發青者，亦皆死徵。

此等地位，受傷之後，不論其為腦蓋、顋門、太陽各部，急宜分開頭髮，以尋傷處之所在，將近傷處之頭髮剪去。剪時務須留心，以防頭髮之細屑，混入創口。若一混入，勢必發生潰爛。然後以燈芯放口中嚼

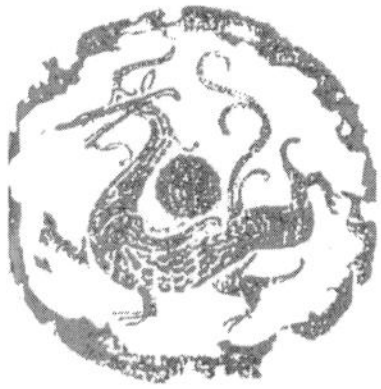

爛，滿蘸桃花散，塞於創口，以止其血。若無燈芯，用桃花散乾摻亦可。或傷處臭爛者，則須先服消風散，更用辛香散煎洗患處。洗時切忌當風，風邪入裏，則費周折矣。

若風邪已經入裏，而頭面腫脹者，宜服消風散；創口腫處，則蜜調聖神散貼之。

若有骨髓流出者，則用清茶調聖神散、安髓散二藥敷之。若腦骨已碎，大如粒米者，則宜去其碎骨，摻以桃花散，內服托裏散，以防風入。

若腦骨沉陷，所陷不深，未傷及內部者，宜用白金散、淮烏散二藥調敷之，即時吸起，至為神效。

▲眼睛傷

眼為心之苗，在七竅中位居首要，且其胞珠瞳人等，皆極薄弱易損，若輕輕擊之，已足受傷，更遑論受重大之打擊。眼傷可分為出眶、睛破、翻睛、血浸等幾種。

若眼部因受外面之打擊，而睛珠突出眶外者，是為出眶。宜用手法趁熱送入眶內，使復原位，更以聖神散調貼，以退其血與腫，內服見血主治加減方，另加木賊、草石、決明、菊花各二錢。

若眼珠被金鏃所傷，或打擊過重，而致睛珠破裂，流出清水者，是為睛破。其目必損，雖用藥石，亦僅能防其瘀血內陷耳。

若因受傷過重，而睛珠翻轉，不能見物者，是為翻睛。宜手法輕輕將睛珠撥轉，使復原位之後，更用聖神散調敷之，內服前方可癒。

若眼之附近處別一部分受傷，以瘀血流注眶內，以浸其睛珠者，是為血浸。宜用桃柳嫩枝、生地黃、地龍煎水，取豬腿精肉浸透，貼於眼上，內服活血住痛散，其效如神。

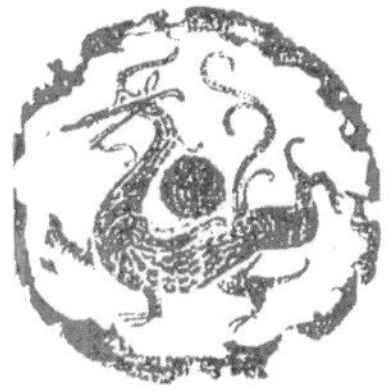

▲頰骨傷

兩面頰骨受傷，可分已脫臼未脫臼二種。凡稍受微傷，並未脫臼者，則單用聖神散清茶調貼，數日即癒。

若已脫臼者，則非用手法先將脫落之處接合不可。法先令受傷之人坐定，然後視其所脫者之為左為右。認定之後，即用手心在傷處按摩，使其氣血流行，大約百下之後，即可動手。乃令受傷者大張其口，如為右頰脫者，醫者以右手中食二指，伸入其口內用指面揿住其者下面脫離之骨，然後更以左手中食二指，在外面相等之處按定，內外夾持之，對準骨骱之後，先故意向下一拉使其筋絡挺直，順手即向上一頂，送入臼中，有聲咭然，則已接牢矣。

若為左頰受傷者，則兩手須換其位置，使左手二指伸入口內，右手二指放於外面，將頰骨送入臼中之後，用布條兜住，紮於頂門，隔一二時解去，則完全無恙矣。若用聖神散調敷更妙。

▲牙床傷

牙床骨亦有骱相連，唯以其前部超出之故，形狀固與其他骨骱特異，而所負斤兩亦不同，稍受震擊，即易受傷，且有因狂笑而致脫其臼者。凡受此等傷者，醫治之人，宜先用手摸之，已斷其骱之全脫或半脫。

若全脫者，則以一手之大中二指頭，由下叉住其下部，使與上部之骨臼相對，然後更用另一手托其頷，使猝勁向上推之，但聞格格之聲，則骨已入臼矣。乃敷以聖神散，用布條兜住下顎，紮於頂上，一二時後解去，則完全回復原狀。

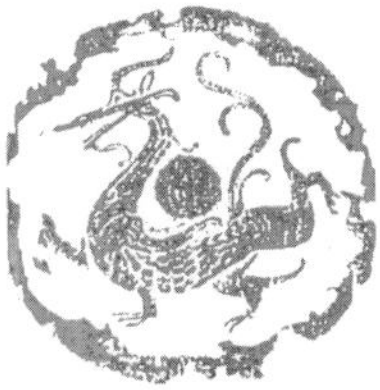

若牙床半脫者，不必先用手捏住，但用一手之虎口，撮其下顎，使猝勁向上托之，但聞格格之聲，則已合上矣。

若牙脫落者，用鉗去之。若牙因受震而動搖者，宜用鉗鉗正之。血出不止，則用棓子、白礬煎水含口中，即可止血，更以米湯調白金散噙化，或用桃花散摻塞，皆有奇效。

▲頸項傷

凡人從高處下墜，頸即鴟縮者，先用消風散或住痛散加痺藥昏昏散服之。令受傷之人，仰臥於地，用絹帶兜其下顎，直上頭頂，再將頭髮解開，同絹帶拿作一把，令其頭睡得平正。醫者坐其頭頂之前，伸直兩腳踏受傷者之兩肩，然後徐徐提其發而拔之，使縮者復伸，歸原位合好。

用生薑、自然汁、韭汁、陳酒、陳醋調聖神散敷貼之。用杉木板如頸長，內襯艾絨，夾持兩面，用綢帶纏縛之，使不至扭動。內服尋痛住痛散。臥時頭須平，不可任意轉動及偏臥側臥，則一月之後，可以復原。若臥時不平正及犯任意轉動之病者，非但痊癒曠費時日，即癒後亦必成曲頸歪頭之狀，殊不雅觀，在患者亦感不便。其尋痛住痛散，須服至痊癒時為止。

此症所用之手法，較頰骨牙床為難，非用力均勻，疾徐合度不可。若過輕則不能收功，過重則又加新瘡也。

▲肩骨傷

肩骨俗稱井欄骨，其骨極牢固，非受傷極重者，不易折斷。尋常輕傷，而肩骨並未折斷者，則調聖神散敷之，無不立癒。

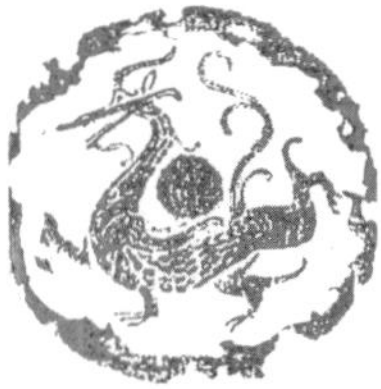

若肩骨已折斷者，則非用手法正骨後，再行用藥不可。醫者先察其傷之輕重，然後或用提拿或用揉捏等手法，將其所折之骨，照原位安正。唯究竟宜用何種手法，則全在乎醫者臨時審時度勢而行之，蓋骨之折法，固不一端也。

待其既歸原位之後，用蜜調聖神散貼傷處，更取大毛竹一節，長短須與肩骨橫部相同，周圍略大於全肩，劈為兩半，將竹片之四邊稜角削平，加於肩上，一邊在後，一邊則正嵌在肩骨下面之軟肉處，此處亦宜護以艾絨，然後用綢帶在肋窩處連肩紮縛之。

帶分兩端甚長，一前而一後，環至股下互扣之，斜拴其肩。如左肩傷者，則拴於右股，右肩傷者，則拴於左股，務使竹片緊貼於肩。

行動起臥，皆宜處處留意，不能稍受震動，內服見血主治加減方。左肩傷加青皮二錢，右肩傷加升麻一錢，如此一月可癒，如調養得宜，

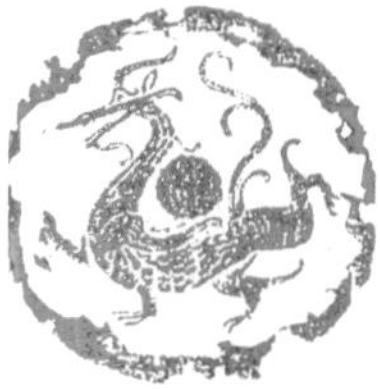

二十日亦可去縛矣。

▲膊骨傷

肩膊骨亦稱飯鍬骨。破傷骨出者，以消風散、住痛散加痺藥昏昏散服之。次削甲板藥用巾袱蘸辛香散藥湯，洗罨其肩上，以舒其肩骨。

令患者側臥，一人立其面前，帶伸受傷者之手，與肩並齊，以足撐開患者之肋，如此則伸骨而易入也。

醫者立其肩後，用手搦令所脫之骨相接，更要試摺其手，上自腦下腦後又過胸前，合其掌於心。腕下不許搖動，用薑汁、韮汁調聖神散貼之。更以皮紙裹杉木皮一大片，貼在傷處，另用一絹帶，從患處脇下斜及肩際，重重纏縛之，使不能移動。

其杉木上宜穿數孔，以便平時將藥從孔中達到裏面，著於傷處也。

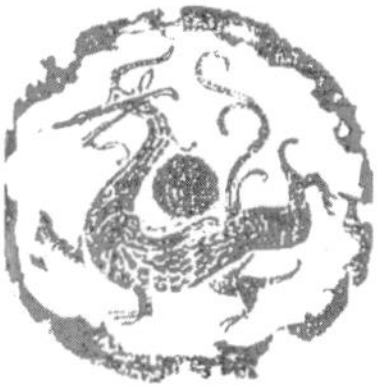

內服加減活血尋痛散。輕者一月可癒，最重者大約須百日。

在未癒之時，起臥行動，務須格外注意，切不可使受傷之處，更受到意外之震動。若偶一不慎，牽動傷處，小則使筋絡受損而蜷縮，痊癒後減少其一臂之活動能力；重則使骨復脫，雖可以重接，日久決難望不成殘廢。

是在受傷者自己之小心將護，以求復原，不能責醫者之用藥不良及手法不精也。

▲肩脾傷

此骨即大臂與肩相連之處，大臂骨上端是杵，而肩胛骨則為之臼，杵臼相接，合為緊湊之關節。如其此骨脫臼而出，則一臂完全失其活動能力。治法宜用住痛散加痺藥服之，次削甲辦藥用巾袱蘸辛香散藥湯酓

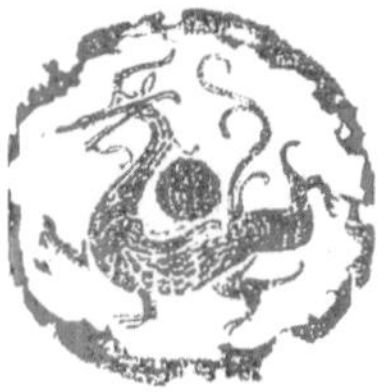

洗患處，使筋骨舒伸柔軟。

左臂脫骱者，令受傷者臥。一人坐其左膝之側面，屈其左足，踏受傷者左脇，將傷者之手提上，其肘正對坐者之腰間，用帶兩繫之。坐者以手扶平傷者之肘，將身緩緩向前俯下，如打躬形。其人上身既向前俛，腰股必向後緩緩伸出，則傷者之臂，因受拉引而漸漸伸長，使離臼少許，即可摸正其骱而送入臼矣。

如骨脫向內斂而脇不開者，令受傷者側臥於地，用腳踏凳一條，夾其腳背，令其轉動。一人屈腰坐於凳子上，用絹帶綁住受傷者之肘懸於坐者之肩，伸腳踏傷者脇下，然後徐徐抬肩以引其臂，使其筋骨舒直，然後摸正其骱送入臼中。務須其臂能上過腦後，下過胸前，反手及臂，則其骨已歸原骱。

乃用陳醋調消風散敷患處，用帶纏縛之，務使不能移動，內服消風散、住痛散。每隔三日，解縛換藥一次。上藥之時，切不可臂臼受到震動，以致新患，上藥之後，仍宜依法纏縛牢固。臥時宜側臥。

自己亦須隨時小心在意，若創再受新傷，即能痊癒，為時必久，痛苦有加矣。大約輕者一月，重者三月，必可痊癒矣。

▲臂骨傷

兩臂骨折斷或破碎者，先用消風散住痛散加痺藥昏昏散服之。用杉木皮三片，去其粗皮，約如指面薄，長短與傷處相等，用綿紙包好粘定。用繩四根，分四部結住三木片成柵子形，然後用辛香散煎湯，洗畣患處使筋骨柔軟，乃令受傷者仰臥於地，醫者坐其傷臂之側，以絹帶縛住其傷骨之前一端，大約在近肘處，將腳踏住患者脇下，以掌端其肘，然後將上身緩緩後仰，用力以拔伸其斷骨，然後用手摸之，揑拿使正，徐徐使依舊配合各整骨。用薑汁、韭汁、陳醋三物，合調聖神散，攤於油布之上，纏貼傷處。外面則將木片與繩編成之軟甲，加罩於外，如法縛緊之。另以一絹帶，兜其手腕，懸其小臂於項下。

此法在拔伸斷骨時，醫者上身後仰，最須注意，切不可用力過猛與後仰過速。氣力宜漸漸增加，以至於適可而止。後仰宜緩緩而行，適度而停，否則非但不能使其傷速癒，且或有斷臂之虞也，是不可不慎。紮縛定妥之後，小臂一部，宜使活動，否則恐筋因久曲而強也。

內服加減活血住痛散。若木片兩端近處之皮膚起泡，切不可挑破，但用油調黑神散貼之即消。輕者二月，重者百廿日可癒。

▲胖睜傷

胖睜者，即兩手肘腕骨。若骨出於外者，先服住痛散加痺藥昏昏散服後，更用辛香散煎湯，畬洗患處，熨其筋骨使柔軟之後，令受傷者仰臥於地，醫者坐其側，用絹帶縛其傷處之末，繫於腰間伸腳抵其腋，捉住其股，將上身徐徐向前俯下，而腰則緩緩向後展開，使骨向外拔長，揣令按歸原位。

以大拇指著力張按其腕之中部，餘四指分四處托住胖睜，後又用兩指托其骨內，隨時摺試。能屈伸而其骨不再脫者，則已歸原位。

然後用陳醋調聖神散勻鋪油布上貼之，外面則亦用杉木片夾持之，連臂繫住。平時宜使臂稍動彈，以防筋曲，日服活血住痛散。輕傷一月，重傷百日，必可見效。

▲手背傷

如兩手背受到重傷，以致骨碎骨斷者，其服畬之法，一如前狀。令

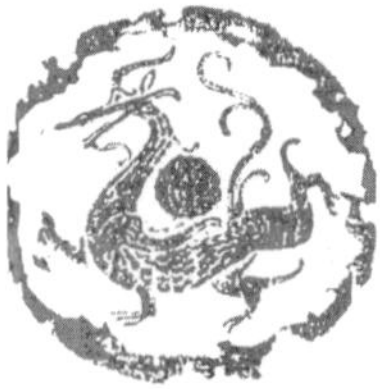

受傷之人仰臥於地，醫者坐其側，伸一足抵患者之腋，左手握住患者中間三指，統用一把，拇指小指除外。握住之後，向後力拔之，右手則揣摸其傷處緩緩拿捏之，使斷骨漸漸回復舊狀，斷處互相接合。然後更用陳醋調聖神散勻攤油布上，貼於受傷之處。外面亦用長七寸，闊二寸餘之杉木片夾持之，用帶兜腕，懸於項下。三日後亦須隨時屈伸，使稍稍以活動，防筋縮筋強之弊。內服活血住痛散，百日之間，可以痊癒。

如掌面受傷，以至肉爛骨出者，服酓如前，將骨依法揣正之後，用麻油調白金散敷傷處，更用蜜調聖神散敷四周。紙裹竹箬一大片覆掌上，用軟綢巾紮縛之，不必服藥，亦可痊癒。

▲指骨傷

手指之骨，體質極細，而骨節獨多，故一受坳擊，最易傷損，唯其易傷，故醫治亦易。如何一節脫臼或折斷，醫者一手握其掌，一手則用大食二指，以捏住其傷處之前端，向後拉引，揣正之後，送歸原位。外用蜜調聖神散攤竹箬上，圍束傷處。若皮破而流血者，則先用桃花散止其血，然後正骨，用麻油調白金生肌散攤竹箬上，圍束傷處。如覺藥乾，再加麻油使潤。三日之後，重調一服貼之。內服活血住痛散，至痊癒為止。此等傷輕則十日，重則一月，必可痊癒。

然遇受到重傷，數指骨同時折斷，或一節指骨完全砸碎者，必甚不易使之復元。蓋數指齊折，全部筋必受損，即治癒後，其動作恐亦不如常人之活絡。若一節之骨皆碎，則勢難粘合，勢必潰爛而取去，則一指廢矣。

▲腿骨傷

凡大腿骨因受重傷而折斷者，先煎寬筋散薰洗，令受傷之人側臥，將其兩足疊置，不可長短，然後審察傷處。如法將其腿拔長，以手捏正其骨，使斷處接合如舊。

用蜜調聖神散攤勻油布上，圍束傷處。先用絹帶二條紮住油布，外以紙包之杉木皮八片，每片長約七寸，又用絹帶三條，將八木片編成簾狀，每片距離須勻稱，然後貼於油布之外，緊緊紮住。先進活血住痛散，次投壯筋續骨丹。受傷宜平臥，所傷之腿，切勿妄動，一月之後，可以轉側。此等傷害極重，非百二十日，不克痊癒。

如大腿骱脫落者，一手擒住其膝，一手拿住其膀，上下拔直，將膝屈轉，抵住臀瓣，向內一推，骱內有格格聲，即已合攏。

敷定痛散，服生血補髓藥，輕者十日可癒，重者一月可癒。小腿傷折者，醫亦如法。

▲膝骨傷

膝骱處之油盞骨，如脫臼而出者，使患者仰臥，一人抬起其足踝，若出於左，隨左而下；若出於右，隨右而下。醫者緩緩雙手挾擒，上手拿住其膝，下手拿住其足，彎使骱對膝上，手擒膝下，手用猝勁向上一抬即合。蜜調聖神散攤油布裹貼之，內服壯筋續骨丹。凡膝蓋離位向外側者，則內筋腫脹；向內側者，則筋直起彎腫，看其骨之如何傾欹，則用何等手法捏正之。敷藥如前。服補筋藥。

至於膝蓋骨，一名護膝骨，受傷過重，有碎為兩片者，有傷為三片者，先服住痛散，更用辛香散洗酓之。使傷者仰臥，將兩腳伸直，然後用手拿捏，使骨碎處互相接合，仍如原狀，更用薄篾片依照膝蓋之大小，做成一箍，套於患處，更以布四條，扣於箍上，連膝彎紮緊。用蜜調聖神散敷裹之。內服止痛接骨丹。非至傷勢大減，不可移動。若稍令傷處受震，必加新患，不易痊癒。大約輕者一月，重者百二十日，始克復元。此傷亦極重大，即治癒後，其腿亦不能復如常人矣。

▲足踝傷

足踝之傷，不必跌打，即偶爾行路不慎，絆於石上，亦會脫臼。唯以其易脫也，入之亦易，但須略施手法耳。令傷者仰臥於凳，醫者抬其受傷之足，一手拿住其足蹠，一手托住其足踝，用力緩緩拔長，然後看準其杵臼，用猝勁向前推送，但有格格之聲，則骨已入臼。

如左踝出者，手偏於左；右踝出者，手偏於右。腳趾屈上，腳蹠屈下，一伸而上，極易接合也。夾以木板，加以布紮，二日後再看。如未平直，仍宜撥之端正。蜜調聖神散敷之。內服寬筋活血散。

若行走過早，使骨行骨斜出。向內歪者，則內踝突出腫大，外斜者外踝突出腫大，故必須待氣血充足之後，始可行動。好在此等輕傷，少則十日，多則一月，必可痊癒也。

▲足部傷

凡足背之骨縫錯出者，用手輕輕搓捏，令其骨合筋舒，外貼損傷膏，內服補筋藥，半月可以痊癒。足趾別傷前半截者，或翻下斷者，或翻上斷者，將左手捏住其足之兩側，再以右手就其折斷之處，設法拿捏使其斷骨翻轉，復於原位，接合如初。用蜜調聖神散敷傷處，以絹帶緊緊紮住，一月不可著水。內服壯筋續骨丹。一月可癒。手足之筋多在指，指傷覺痛，則筋必促，煎寬筋活血散薰洗之，然後輕輕揉捏，再行動搖伸舒之，使筋如舊。

按正骨之手法，以及用藥等等，略如上述。唯在受傷過重者，或醫時必經劇烈之疼痛，非受傷之人所能熬耐者，醫治之時，必多周折。故宜用麻藥使其人知覺盡失不知疼痛，然後著手醫治，則較為便利矣。

麻藥有二種，一係內服者，一係外敷者，藥性皆極猛烈，非於必要時，不可輕用。用時亦不可過多，內服者尤宜注意。用藥過重，其人且長眠不醒矣，慎之慎之。

▲聖神散 敷

淮烏三錢，白芷三錢，赤芍三錢，枇杷葉三錢，芙蓉葉三錢，韭根一兩，韭菜一兩。

▲桃花散敷

大黃五兩，黃柏五兩，陳石灰半斤同炒至灰色如桃花，退火收貯候用。

▲消風散服

人參一錢，防風一錢，川芎一錢，川朴一錢，僵蠶一錢，桔梗一錢，獨活一錢，半夏一錢，肉桂一錢，羌活錢半，蟬蛻錢半，當歸錢半，南星二錢，白芷二錢，黃芩二錢，柴胡七分，甘草五分。

▲辛香散洗

防風十兩，荊芥穗十兩，劉寄奴二兩，獨活五錢，乳香五錢，明礬五錢，梧子五錢，苦參五錢，柏葉一錢，當歸一錢，銀花一錢，蒼耳子一錢，白芷一錢，澤蘭一錢，細茶一錢。

▲安髓散服

川芎一兩，香附一兩，白附子一兩，白芷一兩，紫草一兩，牡蠣一兩，共為末，每服三錢。

▲白金散敷

白芷梢一味為末麻油調敷。

▲淮烏散服

淮烏一兩，川芎一兩，白芷一兩。

▲痺藥昏昏散服（飲醋即解）

草烏錢半，骨碎補二錢，香附一錢，川芎一錢。

▲住痛散服

杜仲四兩，小茴四兩，大茴四兩。

▲活血住痛散服

白芷三錢，山甲三錢，小茴三錢，甘草一錢，當歸二錢，川芎二錢，獨活錢半，羌活錢半，木瓜一錢，肉桂一錢，淮烏七分，草烏三分，麝香三分。

▲尋痛住痛散服

乳香二錢，沒藥二錢，草烏二錢，川芎二錢，山甲二錢，木瓜二錢，虎骨二錢，自然銅二錢，赤芍二錢，紫荊皮二錢，當歸錢半，小茴一錢，大茴一錢，沉香一錢，白朮一錢，桔梗一錢，牛膝一錢，烏藥一錢，枳殼八分，甘草五分，香附五分，降香節五分，生薑三片。

▲加減活血住痛散

當歸三錢，山甲三錢，木瓜三錢，牛膝三錢，乳香二錢，沒藥二錢，獨活錢半，羌活錢半，枳殼錢半，小茴一錢，甘草一錢，淮烏一錢，川芎一錢，白芷一錢，人參一錢，大茴一錢，血竭一錢，肉桂八分，麝香二分，生薑五片。

▲黑神散

百草霜（即鍋臍煤）一味炒至煙盡存性，清油調敷。

▲接骨散服

古銅錢五錢醋淬四十九次，骨碎補三錢去毛焙，乳香三錢去油，沒藥三錢去油，自然銅三錢淬，地鱉蟲三錢，生半夏錢半，炒去，半夏不用，血竭二錢，瓜蔞仁七個。

▲壯筋續骨丹

當歸二兩，川芎一兩，白芍一兩，炒熟地四兩，杜仲一兩，川斷兩半，五茄皮兩半，骨碎補三兩，桂枝八錢，生三七一兩，黃耆三兩，虎骨一兩，破故紙二兩，菟絲餅二兩，黨參二兩，木瓜一兩，劉寄奴二兩，地鱉蟲三兩。

▲生肌散 摻

乳香二錢，沒藥二錢，花蕊石二錢煅，煅龍骨二錢，血竭二錢，輕粉二錢，烏梅炭二錢，五倍炭二錢，蛇含石五錢煅。

▲寬筋散 洗

當歸三錢，紅花錢半，劉寄奴二錢，香附二錢，五茄皮三錢，艾葉三錢，紫稍花二錢，川斷二錢，伸筋草二錢，乳香一錢，沒藥一錢，桂枝二錢，鬧楊花二錢，生蔥十枝，樟木二兩。

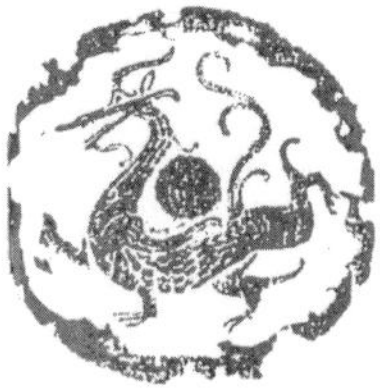

▲接骨膏

生地二兩，當歸二兩，大黃二兩，劉寄奴二兩，雄鼠糞二兩，鬧楊花一兩，紅花一兩，上官桂一兩，川烏一兩，草烏一兩，大戟一兩，芫花一兩，甘草一兩，甘遂五錢，五靈脂一兩，穿山甲一兩，紫荊皮四兩，血餘四兩，地鱉蟲四兩，野苧根四兩，鮮桃枝四兩，鮮柳枝四兩，鮮桑皮四兩，鮮槐枝四兩。

右藥用桐油、麻油各四十四兩，浸七日，以桑柴火煎，熬至點水成珠，濾去渣，用桃丹收膏，再以下藥研末後入。

沒藥一兩去油，血竭一兩，乳香一兩去油，阿魏一兩，麝香一錢。

▲麻藥服（最多五厘甘草湯解）

蟾穌一錢，生半夏三錢，鬧楊花六錢，胡椒錢半，川烏錢半，草烏錢半，華撥一錢，麻黃一錢。

▲整骨麻藥敷

川烏錢半，草烏錢半，蟾酥一兩，胡椒一兩，生半夏五錢，生南星五錢。

▲藥酒方服

當歸二兩，川芎兩半，熟地兩半，白芍兩半，羌活八錢，杜仲一兩，獨活一兩，川斷一兩，紅花五錢，陳皮一兩，骨碎補二兩，淫羊藿

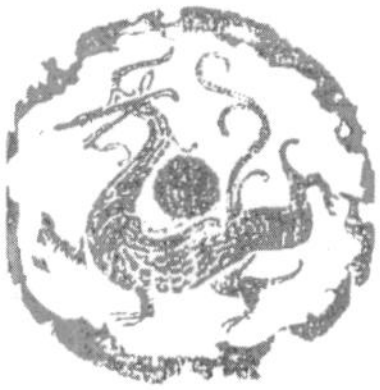

八錢，木瓜一兩，虎骨一兩，五茄皮一兩，破故紙一兩，杞子一兩，三七一兩，菟絲餅一兩，落得打一兩，海風藤一兩，黑棗子四兩，胡桃肉四兩。

▲大成湯

大黃錢半，朴硝一錢，枳殼二錢麩炒，厚朴一錢薑炒，當歸一錢，紅花一錢，木通一錢，蘇木一錢，陳皮一錢，生甘草一錢。

▲復元活血湯

歸尾二錢，柴胡半錢，穿山甲七分炙研，紅花七分，括蔞仁七分，甘草五分，桃仁十七個，大黃錢半。

以上諸方，各有神效，各治各症，如能按症發藥，更以手法輔助之，除犯必死之症外，無不可以剋期痊癒者。唯部有不同，傷有輕重，醫者亦不妨就自己之經驗，參證各種醫學書籍，互相發明，就此所傳驗方，略予增減藥味，亦無不可。

此所列之各驗方，不過為之經，醫者因須守經，然有時要亦不能拘泥過甚，而一成不變。務須守前人之法，而參以己意，權變應診，始克收速癒之效，此所謂守經尤貴達權也。且用藥之輕重，尤不能以古方為準則。古方僅舉一例，若病症之出於此例外者，要非隨時增減不可。故學醫者，古方固不可不知，而貴乎能活用古方也。

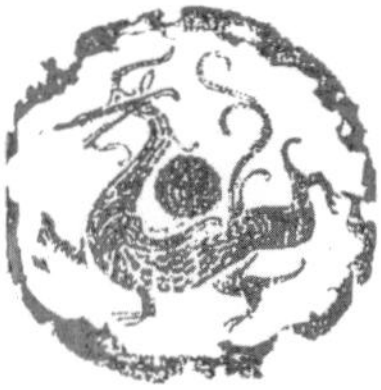

十三、破傷治法

跌打損傷之症，或致內傷，或致筋斷骨折，前二章內傷及正骨治法篇中，已詳言之矣。此外猶有所謂破傷者，治法亦宜與以上述二法並重，故復述之。

所謂破傷者，即人受損傷，而致皮破肉綻，血流不止，或腎破而子出，或腹破而腸垂，筋絡受損，五官被創，皆統屬破傷一門中。然致此破傷之故，亦至不一，分析言之，有金刀傷，有箭鏃傷，有瓷鋒傷，有擦傷、挫傷等等。

凡人為刀砍斧劈槍刺劍削而致皮肉損傷血流不止者，此為金刀傷。凡被箭射鏢打以及其他暗器所傷，而皮破血流者，此為箭鏃傷。凡自己不慎，或赤足踏於碎石尖刺之上，或因跌撲而著於碎瓷之鋒，致割破其皮膚而血流不止者，此為瓷鋒傷。至擦傷、挫傷，為最平常之事，凡人體在無意之中，與其他堅硬之物相撞，或擦挫而過，皮膚頓時裂開，血流如注，此即為擦傷或挫傷。

按輟耕所載，則金刀、箭鏃兩種傷並而為一，合稱為金鏃科。良以刀砍斧劈與夫箭射鏢打，其傷口之情形，固然各有不同，而醫治之法，則亦無甚大異，正不必強分為二，盡可合而為一也。

此金鏃、瓷鋒、擦挫三者之中，以金鏃一科之傷為重，醫治亦非易易。若瓷鋒之物，有時適巧著於要害，亦足制人之死命，然究為難得之事。若不在要害，縱血流皮肉，甚至於碎瓷嵌入肉中，但能將碎瓷取出，用金瘡藥或珍珠八寶散好藥摻之，則血止而創合，不數日而完全可癒矣。

至若擦傷、挫傷，若僅破其表皮並未傷及內部者，較瓷鋒為更輕，即傷及內部，察其所傷之處而投以良藥，亦甚易痊癒。

唯金鏃之傷，刀砍斧劈者，其傷口因不會十分狹小，即箭鏃鏢打者，傷口雖不至於十分長大，而入肉必深。然無論其為長大深入，其損傷筋絡，實為必不可免之事。筋絡受傷，若不全斷，尚可藥治，若全斷者，即能使其筋續牢，亦必痂結矣。故三者之中，以金鏃一科最為難治。

然茲且不論其何種為難治，何種為易治，亦不論其破傷之屬於何種，但有一事，極為緊要，只須皮破流血者，皆不可忽視。此事唯何，即受風是也。無論創口之大小，一經迸裂，若不受風，治固極易；若風從創口侵入，而達於內部，小則即發寒熱，重者寒熱交加而現角弓反張及痙厥之相。此總論中亦已詳言之，茲故不必細述。總之，風邪一侵入創口，立可使輕症變成重症，重症變成死症，是不可不慎也。

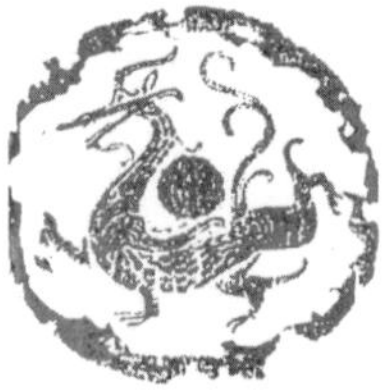

▲刀斧傷

凡人被刀斧所斫，或槍劍所刺者，必皮開肉綻，血流不止。治者宜先察看創口之長短深淺，輕者皮肉筋破，血流不止，宜用桃花散（方見前）乾摻於創口，以止其血，血止則用軟綢包裹之，數日可癒。內服三黃寶蠟丸。

若傷之重者，則筋絡竟斷，血花飛濺，不可遏止，此大脈已傷之象，宜用如聖金刀散乾摻之，用綢包裹。如血不止，則更以珍珠八寶散摻之，必血止乃已。但往往有因摻過多，血雖止而藥痂厚結，以致拘痛者，則以生肌紅玉膏塗患處，外貼蜜陀僧膏，則長筋止痛，兼可生肌，其效甚著。內服三黃寶蠟丸。

若因出血過多，而致面黃眼黑者，則不可專攻瘀血，宜與八珍湯服

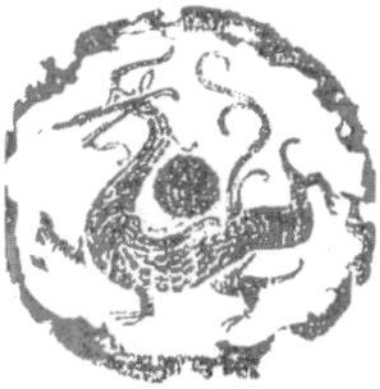

之。其受傷最甚者，宜予獨參湯飲之。二方加蘇木、紅花各一錢。八珍、獨參二湯，乃固其根本，紅花、蘇木，兼調其瘀血也。若防其風邪入裏，則可先投以托裏散，使風邪無由侵入。

如創口長闊，肌肉外泛者，則非用綢布包紮，所可使之復合。可取生人之長髮，穿細針中，用手法將其創口縫合。縫時宜僅及表皮，不可戳傷肌肉。縫好之後，再摻藥止血，用軟綢緊緊包紮，內服適宜之藥，百日內可望痊癒。

▲斷喉傷

此傷可分為二種，一為被人所砍斫而致，一即為自己刎喉而致。為人所砍傷者，宜視其傷口之深淺，及喉之全斷與否而定生死。若自刎者，則有左右手執刀之別。左手執刀自刎者，其創口斜而極深；右手執刀自刎者，其創口平而淺。刎一刀者，深而難治，刎兩刀者，淺而易治。然斷喉之傷，無論其為被人砍斫所致，或自刎所致，而欲察看其傷之輕重，以定其人之生死，其法固無所區別。

凡僅裂其皮而血流如注，並未傷及氣管、食管二部者，是為最輕，則用珍珠八寶散摻之，以止其血，用布條圍束之，即可治癒。若刀口深入，已傷其食管，如全斷者，固然無可救治。若食管僅稍破損，或裂開一半者，宜急用雞蛋殼內之薄膜，覆蓋於食管之傷處，摻上珍珠八寶散。若不用膜蓋住，藥入管中，必起咳嗆，殊非所宜。外用油線縫其創口，摻滑石五倍末，外封金瘡藥，用長五寸闊三寸之膏藥貼之，布條紮緊，高枕仰臥，務使其頭略前俛，則創口易合。三日後以蔥湯洗去前藥，摻生肌散，貼膏藥紮縛如舊，內服護風散。若有寒熱，服補中益氣湯，三月可癒。如氣管雖略有穿破者，即無法可救。

▲破腹傷

腹部為人身軟當之處，其皮肉極薄，內部則大小腸盤旋曲折，若受槍刺刀斫之傷，其輕者則皮肉迸裂，血流於外，是宜視其創口之大小而定醫法。若創口小而淺者，宜用桃花散或如聖金刀散摻之，以止其血。復用絹帶縛住其創口，內服三黃寶蠟丸，十數日必當自癒。

創口大者，則宜縫合。其重者，腹部皮肉完全破裂，肚腸由創口拖出，或竟傷及肚腸，則宜視其傷之輕重而定可治與否。凡腸部全斷，或已斷其大半者，必無法可救；若腸部完全未傷，或傷處極小，最多斷其腸圍之半，是則可治。

宜先以大麥煮粥，取其濃汁，溫洗其腸。更索桑皮尖茸為線，蘸花蕊石散，將腸之傷處縫合，以活雞冠血塗腸，然後將溫巾搵之，使腸漸漸收入腹中，然後用生人之長髮，將腹皮縫合，以月白珍珠散摻之，內服通腸活血湯。如腸拖於外，溫水熨之而不能收入者，用陳醋冷水各半，乘傷者不留意時，忽噬其門，則腸自可收入。縫好後，封金瘡藥，又用雄雞一雙，活剝其皮，趁血未冷而貼於創口，用絹紮束之。內臟不傷，飲食如常者不妨。腸突出膜外者不治。如腹破而腸未拖出，血不外流而反內灌者不治。輕傷一月可癒，若傷過重者，非半年不可。

在醫治期內，須調養得宜，切忌惱怒喜笑與使腹部震動之舉止，而食物尤須忌生冷發物，牛、酒、蔥、蒜等為尤甚，不可不戒。

▲箭鏃傷

凡箭頭嵌入肉內，而箭幹已折，血流如注，而鏃又不能取出者，宜用解骨丸納創口內，外用羊腎脂嚼細貼之。如覺奇癢，應加忍耐，癢至

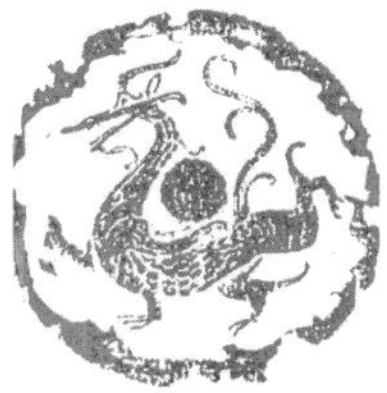

極點，則箭頭已逐漸冒出，待可著手，即便拔出。拔出之後，用人尿洗滌患處，沖使極淨，更用陀僧膏貼之。每日一換，數日之後，創口自斂。

又有毒藥二種，皆出自蠻苗，以焦銅作箭鏃，毒甚。人若中之，才傷皮肉，便悶膿沸爛而死。急覓金汁飲之，又將傷處浸金汁中。如一時不得金汁，即人糞牛糞塗之亦可，非此不足解其毒也。又有一種，以毒藥煨箭，名曰射罔。人若中之，其毒無比，急用葛氏方以藍靛汁一碗灌之，外亦塗敷傷處，可以拔毒。又方以大豆豬羊血，內服外敷，亦有神效。又箭頭嵌入肉內，一時不能取出者，索鼠肝或鼠腦，或二者並用，搗爛之塗於創口，亦可拔出。如中毒箭，則創口流出之血色黑而渾濁，可以內服去毒散。如無毒者，則內服壯筋續骨丹，俱可見效。

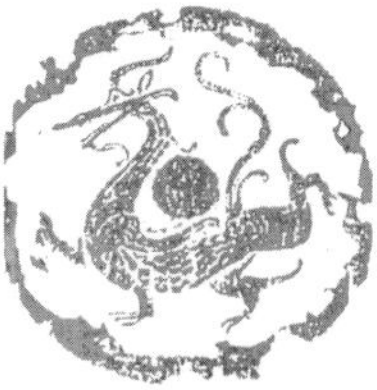

▲槍彈傷

凡人體各部，有為槍彈所傷者，宜視其槍彈是否穿過，抑係並未穿過而逗留皮肉之中。如槍彈在肉中未出者，則宜先用拔彈散敷之，使肉中所留之彈，由創口冒出，鉗去之。俟其毒水流盡後，再與以生肌散，創口貼活雞皮尤妙，計日可癒。若已穿過者，則宜用老南瓜瓤和牛糞一同搗爛，用文火烤溫，敷塗於創口之四周，少頃即可將體中毒水拔出。待流盡之後，再以生肌散或至珍散摻之，外用軟綢包紮，每日一換藥，不可刺風，一月必可痊癒。

若槍彈入肉，擊碎骨骼者，可先與麻藥五厘，使受傷者失其知覺，不覺疼痛，然後下手。以手撫摸之，如骨系折斷，則依前法先拔去其毒水，然後再依正骨法將骨接上。若骨已粉碎，則宜以兩指擠住創口之下部，用鉗就創口將碎骨取出，務宜取盡，不可存留一屑。蓋碎骨存留肉內，必醞釀作膿而成潰瘍，須多受若干痛苦，醫者亦費周章。即成潰瘍之後，亦必將碎骨取出，而後可望其痊癒也，故不若及早去之為佳。除盡碎骨之後，如法敷牛糞南瓜瓤以去其毒。如彈未出而骨碎者，去碎骨之後，更敷拔彈散以去其彈，牛糞南瓜瓤以清其毒，再以接骨膏摻生肌散貼之，或用活雞皮貼亦佳。

如其創處已經灌膿者，則不可更用金瘡散與生肌散，須用提膿生肌散或韭粉散，始克奏效。此等損骨之傷，輕者須一月，重者百日，始可望其痊癒，內常服壯筋續骨丹。

▲耳鼻傷

凡人之耳鼻等部，皮膚最薄，極不耐傷。金刀傷則非所能耐，小而血出如瀋，大而完全脫落，然以其易損也，醫之亦較易。耳鼻等處尋常為刀劍所傷，並未脫落者，則摻以止血丹，血無不止。血止創合，不日可癒。若其傷稍重，雖脫落而已傷其大半者，則宜以手將脫下之處，趁血液未冷時扶正，摻以珍珠八寶散，更敷金瘡藥，乃依其部位，用綢帶兜紮之，十日亦必可癒。

若耳鼻為刀斧所傷，完全脫落者，急趁其血液未冷之際，拾取其所脫下者，為之按上，依照原來部位，不可歪斜。如有頭髮灰，蘸而貼之，其效較速。按好之後，外摻止血丹，敷金瘡藥，更用綢帶牢縛之，一月之後，亦可痊癒。蓋因血液未冷，易接合；若血一凝，則無能為力矣。此不僅耳鼻為然，即其較小之部分，如指趾等亦然，偶被斫斷，亦可如法治之而接牢。唯部分過大如臂腿等則無效。貼好後內服托裏止痛散。

▲腎囊傷

腎囊關於人身者極大，蓋勢與睾丸，皆生命所繫之處。囊皮雖非致命之所，而睾丸則賴其保護，若稍破損，內部亦必因而起重大之變化，且囊皮極薄，最易破損。凡腎囊為金刀所傷，則宜先察其創口之大小與睾丸之是否完整，此為最要之事。如創口甚小，而內部睾丸並未損傷者，是易治。先於創口摻以封口金瘡藥，生剝活雞皮貼之，十日之內必可痊癒。若創口過大，睾丸碎裂，或創口雖小，睾丸已破，或皮破後血不外溢，而反內流者，是皆必死之徵，無可救治。

若創口雖大，睾丸並未受傷而突出囊外者，是宜用綢巾浸溫水以熨其睾丸，輕輕送之入囊。待其收復原位之後，乃以金瘡藥摻於創口，剝活雞皮帶血貼之，更用軟綢兜裹，以防其脫落，內服吉利散。創口結合

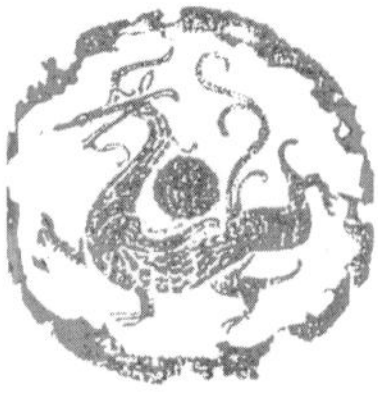

之後，則所貼之雞皮自脫，即痊癒矣。

若其勢被人捏傷，以至腫脹而小便不通者，宜急投以琥珀丸。小便通者，可服吉利散。若勢受刀創，創口小者，可用珍珠八寶散摻之，血止可癒。若深入肉內者，筋絡必斷，決難救治。此等創傷，皆極重要，治宜從速。若稍遷延，生命決不可保，縱有靈丹，亦無能為力也。

▲湯火傷

湯燙火灼之傷，雖係好肉暴傷，皮膚疼痛，外起燎皰者，須即將其皰挑破，放出毒水，使毒減輕。其症雖屬外受，亦須防火毒熱氣之攻裏。若一攻裏，則令人頓起煩躁，作嘔便秘，其甚者，竟至神昏悶絕。

在初傷之時，宜用冷燒酒一盅，出其不意，望患者兜心潑去，使受傷之人，被吸一驚，則其氣必一吸一呵，而內部之毒熱，必隨一呵而出矣。如其煩躁仍不可解者，則宜以新童便灌之，外面則塗以清涼膏。因此藥非但可以解毒止痛，且可以防止臭爛。次以罌粟膏塗之。如其生濃，則改用黃連膏使之收斂。火毒攻裏，則用四順清涼飲服之。如服後二便通暢者，則毒熱盡解，可以無患。

又法，凡遇受湯火之傷者，宜用玉鼠香油塗患處，亦見奇效。法尋初生之小鼠（須尚未出毛者）若干隻，愈多愈妙，用麻油活浸之，埋於土中，經過三年之後，取出備用。即以其油塗患處，可以消腫止痛，不至潰爛。內服四順清涼飲，可以剋日痊癒。俗用井底泥塗患處，是則大誤。毒熱伏於內，塞滯束於外，有不令皮膚潰爛，而神昏便秘，以致不救者幾希，是宜切戒。如花爆等傷，亦可依前法治之。

▲刑杖傷

凡人受刑者，必傷其皮肉。皮內雖為外傷，而血氣因之勢必有血瘀氣滯等事，若不早治，輕則潰爛，重則致死。凡受杖者，則成杖瘡，此瘡有已破未破之分。已破者，隨杖後用清涼拈痛膏敷之，腫痛即消。未破者必有瘀血在內，或竟內攻，是宜砭去其瘀血，內服大成湯（方見前章），二便通暢，其瘡自癒。如傷處瘀腐作痛者，以生肌紅玉膏敷之，自然化腐生新，為效甚速。凡受夾棍之傷者，則禁用敷藥及膏藥，恐其作腫成膿也。

受刑初宜服代杖丹以護心，隨用硃砂或銀硃末，以燒酒調敷患處。命一人以手指尖輕啄患者之腳心，始癢後痛，至覺痛為止。更命一二人各以筆管，於受傷者腳面之上，輕輕趕之，以助其血脈之流行。趕至其人之傷處由凹下而漸漸突起，即可住手。此時傷處四圍，必腫起矣。內服瓊液散，以酒沖服盡醉。次日拭去所敷之硃砂，用洗杖傷湯，每日燙洗三次，再服瓊液散，其腫自消，痛即止矣。如復受重刑，以致破潰者，外敷瓊液膏，內服代杖湯。此症既一再傷之，氣血必虧，非大補不可。於收功生肌時則換六真膏貼之，收效較速。

▲破傷風

破傷風之起因及症象，在總論中已詳言之矣。其治法亦種種不同，當分風邪在表，或風邪在裏，或風邪在半表半裏，斷定之後，始可於汗、下、和三法中擇一而治之。如風邪在表者，必現寒熱拘急，口噤咬牙等相，是宜用千里奔散，或雄鼠散汗之，次投以蜈蚣星風散，頻服追盡臭，則疾自已。如風邪在裏者，必現驚懼抽搐，臟腑秘塞之相，是宜用江鰾丸下之。如風邪在半表半裏而無汗者，宜以羌麻湯主之。

如頭汗淋漓而身上無汗者，不可發汗，宜榆丁散和之。如自汗不止，二便秘赤者，宜以大芎黃湯主之。又有發表太過，臟腑雖和而自汗不止者，宜服防風當歸散。發表之後，表熱不清者，宜服小芎黃湯。攻裏之後，裏熱不止，宜服括石湯。

若傷時失血過多，不可再汗，宜以當歸地黃湯主之。依其人破傷受風之見象不同，而一經斷定其究竟屬於何種，對症投藥，自無不癒。若在破傷之後而恐其外面之風邪，由創口侵入而襲其內部，是可先服托裏散以防之。總而言之，破傷一症，無論其創口之大小深淺，與夫部位之是否要害，總以避風為第一要義，否則必致枝節旁生矣。

▲如聖金刀散 摻

松香七兩，生白礬兩半，枯白礬兩半，共研細末。

▲三黃寶蠟丸 服（每丸一錢）

藤黃四兩製，天竹黃三兩，紅芽大戟三兩，劉寄奴三兩，血竭三兩，兒茶三兩，雄黃三兩，朴硝一兩，歸尾兩半，鉛粉三錢，水銀三錢，乳香三錢，麝香三錢，琥珀二錢。

▲珍珠八寶丹 摻

珍珠三錢，象皮三錢，乳香三錢，沒藥三錢，雞內金三錢，生龍骨二兩，赤石脂二兩，血竭四錢，輕粉四錢，鉛粉一兩，辰砂二錢。

▲生肌紅玉膏貼

當歸二兩，白芷五錢，紫草二錢，甘草一兩二錢，白蠟二兩，輕粉四錢，血竭四錢，眞麻油一斤收膏。

▲陀僧膏珠

南陀僧廿兩，赤芍二兩，全當歸二兩，乳香五錢，沒藥五錢，赤石脂二兩，苦參四兩，百草霜二兩，銀黝一兩，桐油二斤，麻油一斤，血竭五錢，兒茶五錢，川大黃半斤。

▲八珍湯服

人參一錢，茯苓一錢，白朮錢半，甘草五分炙，川芎一錢，當歸一錢，白芍一錢炒，地黃一錢。

▲獨參湯服

人參一枝，同黑棗四枚，龍眼七個，同煎服。

▲托裏散

金銀花五錢，當歸二兩，大黃五錢，花粉五錢，連翹五錢，牡蠣三錢，皂角刺三錢，黃芩一錢，赤芍一錢，朴硝五錢。

▲封口金瘡藥楂

乳香四錢，沒藥四錢，木鱉仁二錢，輕粉二錢，煅龍骨一錢，血竭一錢，白芨一錢，老松香一錢，蛇蟲一錢，白蘞一錢，五棓子二錢。

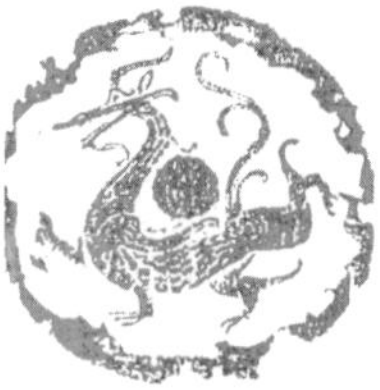

▲護風托裏散服

防風一錢，荊芥一錢，川芎五分，生耆二錢，當歸二錢，白朮一錢，靈仙一錢，黨參二錢，陳皮一錢，香附一錢，紅棗二個。

▲補中益氣湯服

當歸二錢，黨參二錢，黃耆二錢，白朮一錢，甘草四分，陳皮一錢，柴胡六分，升麻三分，紅棗三個。

▲通腸活血湯服

當歸二錢，枳殼一錢，木通一錢，乳香一錢，沒藥一錢，紅花五分，大黃一錢，炙甘草五分，蘇木末二錢，桃仁三錢。

▲解骨丸敷

蜣螂一兩，雄黃一兩，象牙末一兩，研末蜜丸。

▲拔彈散敷

推車蟲十五個去頭足，蓖麻仁兩半，吸鐵石兩半，巴豆仁七錢，白芨末五錢，石角五錢，圓麻根一兩，南豆瓤三兩。

▲吉利散

當歸二錢，川芎錢半，枳殼錢半，陳皮一錢，香附一錢，草朴八分，木香錢半，蘇木二錢，劉寄奴二錢，落得打二錢，三七一錢，乳香五分，沒藥五分，萹蓄五分。

▲清涼膏敷

水潑開石灰末一升，加水四碗，香油一碗，以竹攪數百轉，稠粘如膠，雞翎蘸掃傷處。

▲黃連膏

黃連三錢，歸尾五錢，生地一兩，黃蘗三錢，薑黃三錢，麻油十二兩，共煎濃去渣，黃蠟收凝為膏。

▲四順清涼散服

防風一錢，梔子一錢，連翹一錢去心，生甘草一錢，當歸一錢，赤芍一錢，羌活一錢，大黃二錢，燈芯五十寸。

▲代杖丹服

丁香一兩，蘇木一兩，蚯蚓乾一兩，無名異一兩，丹皮一兩，肉桂一兩，木鱉子一兩，乳香一兩，沒藥一兩，自然銅一兩醋淬七次。

▲洗杖湯洗

陳皮五分，透骨草五分，南星五分，天門冬五分，地骨皮五分，天靈蓋五分，象皮一兩。

▲瓊液膏貼

歸尾二兩，鬧楊花二兩，紅花二兩，白芷二兩，蒲黃二兩，麻油一斤，共煎濃去渣，黃白蠟各一兩收為膏。

▲六眞膏貼

樟腦三兩，兒茶三錢，滴乳香三錢，血竭三錢，沒藥三錢，三七三錢，共為末，共豬油十二兩融化攤貼。

▲千里奔散服

用行遠騾蹄心，陰陽瓦煆，存性，研為細末，每服三錢。

▲雄鼠散服

雄鼠一隻，鐵絲纏縛，陰陽瓦煆灰，存性，研末酒沖服。

▲蜈蚣星風散服

蜈蚣二條，江鰾三錢，南星二錢半，防風二錢半，共為末，每服二錢。

▲江鰾丸服

天麻一錢，雄黃一錢，蜈蚣二條，江鰾五分，僵蠶五分炒，野鴿糞五分，硃砂為衣另上藥加巴豆霜二分五厘飯丸各桐子大，每服硃砂丸二十丸，加巴豆丸一粒，水送下。

▲羌麻湯服

羌活七分，麻黃七分，川芎七分，防風七分，枳殼七分麩炒，白茯苓七分，煅石膏七分，黃芩七分，細辛七分，甘菊花七分，蔓荊子七分，前胡七分，生甘草七分，白芷五分，薄荷五分，生薑三片。

▲榆丁散服

防風五錢，地榆五錢，紫花地丁五錢，馬齒莧五錢，為末米湯送下。

▲大芎黃湯服

黃芩二錢，羌活二錢，大黃二錢，川芎一錢。

▲防風當歸散服

防風二錢半，當歸二錢半，川芎二錢半，生地二錢半。

▲小芎黃湯服

川芎三錢，黃芩二錢，生甘草五分。

▲括石湯服

括蔞仁九錢，滑石一錢，蒼朮一錢米泔水浸炒，南星一錢，赤芍一錢，陳皮一錢，白芷五分，黃蘗五分，黃芩五分，黃連五分，生甘草五分，生薑三片。

▲當歸地黃湯服

當歸一錢，熟地一錢，川芎一錢，藁本一錢，白芍一錢酒炒，防風一錢，白芷一錢，細辛五分。

▲參歸榮養湯服

人參一錢，當歸一錢，川芎一錢，白芍一錢酒炒，熟地一錢，白朮一錢乾炒，白茯苓一錢，陳皮一錢，炙甘草五分，生薑三片。

▲歸原養血湯服

川芎一錢，當歸二錢，白芍一錢，熟地三錢，丹參三錢，紅花五分，杞子一錢，木瓜一錢，五茄皮一錢，川斷一錢，桂枝三錢，紅棗三個。

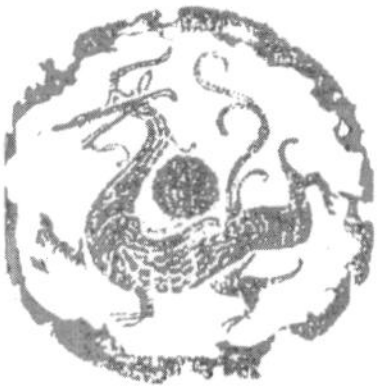

十四、傷科經驗良方

▲內外損傷主方凡傷各部按症加減

歸尾二錢，川芎二錢，生地二錢，續斷二錢，蘇木一錢，乳香二錢去油，沒藥一錢去油，木通一錢，烏藥一錢，澤蘭一錢，桃仁二錢去皮尖，甘草八分，木香七分，生薑三片，童便陳酒各一杯沖服。

瘀血凝胸者，加砂仁八分。

血攻心竅而欲絕者，加淡豆豉錢半。

氣攻心竅而欲絕者，加丁香一錢。

氣勢上湧，喘息不寧者，加杏仁一錢，枳殼一錢。

神志昏迷，狂言囈語者，加人参一錢，辰砂五分。
喉間失音，不能言語者，加木香一錢，菖蒲一錢。
氣息壅塞，阻滯不通者，加厚朴五分，膽草一錢，陳皮五分。
全身發熱，其勢極甚者，加柴胡五分，黄芩一錢，白芍一錢，薄荷七分，防風一錢。
腰部受傷者，加破故紙一錢，杜仲一錢，肉桂八分，小茴八分。
因受傷而大便不通者，加大黄錢半，朴硝五分。
因受傷而小便不通者，加荊芥一錢，大黄八分，瞿麥一錢。
因受傷而腸中冷痛者，加元胡索一錢，良薑一錢。
咳嗽不絕，痰中帶血者，加蒲黄一錢，茅花一錢。
受傷過重，九竅出血者，加木鱉子一錢，紫荊皮一錢，童便一杯。
遍身疼痛，不能轉側者，加巴戟一錢，牛膝一錢，桂枝八分，杜仲

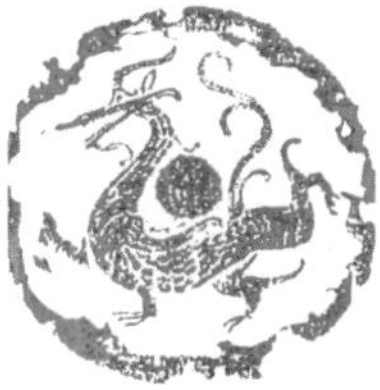

一錢。

言語恍惚，昏覺欲死者，加木香一錢，辰砂一錢，硼砂一錢，琥珀一錢，西黨參五錢。

鼻部受傷者，加辛荑一錢，鱉甲一錢。

耳部受傷者，加磁石一錢。

眼部受傷者，加石決明一錢，蔓荊子一錢。

面部受傷者，加獨活一錢，細辛一錢。

唇部受傷者，加升麻一錢，秦艽一錢，牛膝一錢。

齒牙受傷者，加獨活一錢，細辛七分，另以五倍子乾地龍為末摻患處。

左肩受傷者，加青皮錢半。

右肩受傷者，加升麻一錢。如上身有傷者，不可用升麻，防瘀血攻

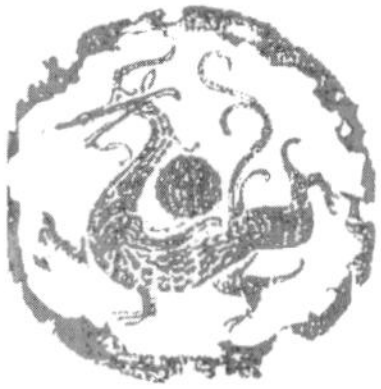

心。

手部受傷者，加桂枝一錢，禹餘糧一錢，薑汁三匙。

乳部受傷者，加百合一錢，貝母一錢，漏盧一錢。

胸部受傷者，加柴胡八分，枳殼一錢，韭汁一杯。

左脇受傷者，加黃耆一錢，柴胡八分。

右脇受傷者，加地膚子一錢，白芥子一錢，萊菔子一錢，升麻二分。

肚部受傷者，加大腹皮一錢。

背部受傷者，加砂仁一錢，木香一錢。

腰脇引痛者，加鳳仙子二錢。

小肚受傷者，加小茴香一錢，急性子一錢。

兩胯受傷者，加蛇床子一錢，槐花一錢。

外腎縮入小腹者，加麝香二分，樟腦三分，萵苣子一杯，三味與萵苣葉搗爛為膏貼臍上，其子即出。

肛門受傷者，加檳榔一錢，槐花一錢，炒大黃一錢。

兩腿受傷者，加牛膝一錢，木瓜一錢，石斛一錢，五茄皮一錢，蘇梗一錢。

兩腳跟受傷者，加茴香一錢，紫荊皮一錢，蘇木一錢。

枕骨受傷者，加蒼耳子一錢，骨碎補一錢。

諸骨節受傷者，加抱木神二錢。

骨節腫痛者，加人參一錢，附子一錢。

腫痛發熱，不思飲食者，加人參一錢，黃耆一錢，白朮一錢，柴胡一錢。

腫痛不赤者，加破故紙一錢，大茴香一錢，巴戟一錢。

漫腫不甚作痛者，加赤芍二錢，熟地二錢，杜仲二錢，蒼朮二錢。

青腫潮寒作熱者，加山楂一錢，山藥一錢，厚朴一錢，白朮一錢，砂仁七粒。

青腫不消，面黃寒熱如瘧者，加人參七分，黃耆七分，白朮一分，柴胡一分，陳皮八分。

▲外傷見血主方 各部損傷按症加減內服

歸尾二錢，川芎二錢，地黃二錢，白芍二錢，益母草二錢，藁本二錢，乳香二錢半炙，沒藥二錢半，川續斷三錢，蘇木錢半，白芷一錢，甘草五分，生薑三片。

腦門腫痛者，加茯苓二錢，白朮二錢。

腦髓出者，加香附二錢，白附子一錢，蒼耳一錢，牡蠣一錢。

面青懶食腹痛者，加柴胡一錢，茯苓錢半，陳皮八分，升麻五分，半夏一錢，黃耆一錢。

傷在腦側近耳際寒熱作痛者，加丹皮一錢，石斛二錢，澤蘭二錢。

目傷出血不止者，加木賊草二錢，石決明一錢，甘菊花一錢。

耳部受傷者，加磁石一錢。

舌部受傷者，加石膏二錢，升麻一錢，用黃芩片貼舌上。

胸腹傷強言亂語者，加辰砂一錢，茯神一錢，遠志錢半，金銀箔十張，覆盆子二錢。

吐黃水者，加木香一錢，木瓜一錢，扁豆一錢，大茴一錢，大黃二錢，砂仁十四粒。

腹破而腸拖出者，加黃耆二錢，鹿茸一錢。

臀部傷者，加白蠟二錢，自然銅二錢。

凡外傷而寒熱、發搐、咬牙、牽唇者，加天麻一錢，升麻一錢，柴胡八分。

腎囊腫痛，飲食不進者，加人參一錢，白朮一錢，柴胡一錢。

凡傷口作癢，不能忍耐者，加乾葛一錢，防風錢半，荊芥錢半，連翹殼錢半。

出血過多，身體瘦弱者，加人參一錢，麥冬一錢。

煩躁不止者，加柴胡一錢，丹皮一錢。

面黑喘急者，加人參一錢，蘇梗一錢。

膿出口噤而流涎不住者，加人參一錢，柴胡一錢，升麻一錢。

膿出不乾者，加滑石一錢，蒼朮一錢，白朮錢半。

手足微搐，而眉目微動者，加鉤藤一錢，柴胡一錢。

手撒目閉，而汗出如沈者，加人參一錢，附子二錢。

眼開能言，而氣不上接者，加人參一錢，黃耆一錢，白朮一錢。